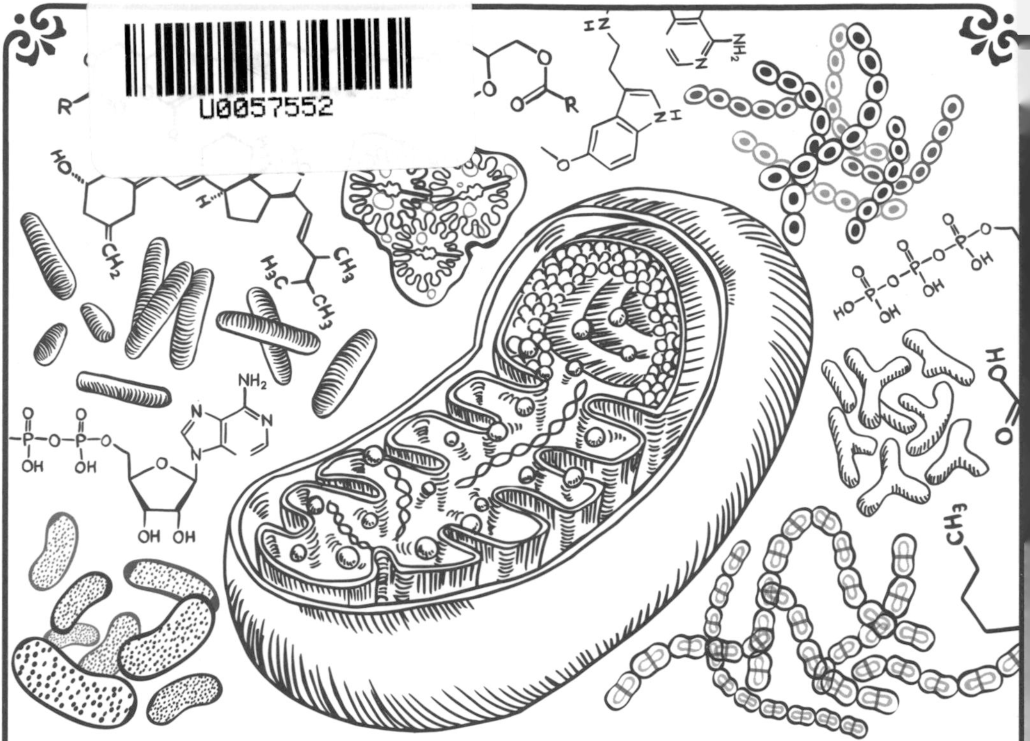

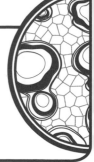

能量的悖論

失去幹勁時該怎麼辦？

The Energy Paradox

What to Do When Your Get-Up-And-Go Has Got up and Gone

著作 史提芬・岡德里醫學博士 Steven R. Gundry, MD + 艾蜜莉・格里文 Amely Greeven

譯者 林潔盈

文經社

能量的悖論勘誤表

本書因編輯作業疏失出現錯誤，造成讀者困擾深感抱歉，更正內容如下：

頁數	行數	舊版	更正版
P.196	第14行	（參考頁一三五）	（參考頁**一三七**）
P.197	第14行	使用頁二〇八至頁二三二列出的可用食材	使用頁二〇八至頁**二三一**列出的可用食材
P.200	第1行	（參考頁二〇七）	（參考頁**二〇六**）
P.202	第13行	（參考頁一〇三）	（參考頁**一〇六**）
P.205	第6行	我們在頁一四三討論	我們在頁**一四五**討論
P.262	第14行	（參考第XXX頁）	（參考**頁221**）
P.271	第17行	菇清湯（第XXX頁）	菇清湯（**頁270**）
P.287	第2~4行	下面是我最喜歡的幾種單一膳食早餐。請記住，無論你的第一餐吃的是蛋白質、碳水化合物或（在兩週後）油脂，你都是在讓粒線體慢慢進入工作狀態，讓它們能盡可能有效地為你生產能量。	奇亞籽布丁這幾年一直很流行，但不幸的是，奇亞籽對你的腸道並不是好東西。這就是樸實的羅勒籽出場的時候了！沒錯，就是種在香草花園的羅勒籽。你可以在庫存充足的亞洲超市或網上購得，名稱可以是「sabja」、「tukmaria」、或「falooda」，指的都是羅勒籽。我在這裡放了兩種不同的羅勒籽布丁食譜，都是可以在計畫第二週以後運用的單一膳食餐點。

文經出版社編輯部 謹誌

目錄 Contents

INTRODUCTION

引言：「我就是沒有力氣」

坦白說，我原本完全沒有寫這本書的意圖。以能量為題書寫的想法，並不符合我的計畫。然而，去年我接到一通電話，讓我反覆不停地思考談話內容，之後，一切都改變了。

當時，我正開車前往加州橘郡的某個電視台攝影棚，準備在那裡進行我最喜歡的業外活動：在公共電視台的募款單元上露面。當我快到達目的地時，電話鈴聲透過車上的音響系統響起。製作人告訴我，本來該採訪我的公共電視網主持人凱西（Kathy）來不了。「發生了什麼嚴重的事嗎？」我問道，一邊為她擔心，一邊也好奇我們要如何完成錄影。製作人回答道：「她真的很抱歉；她說她最近一直覺得自己的精力都蒸發了，今天更是覺得好像被重型貨車撞了一樣。她想重新安排時間，因為今天就是沒有力氣工作。」

「她就是沒有力氣。」這句話在我的腦海裡迴盪了好幾天。作為一名再生醫學醫生，我已經習慣大多數病人把疲勞當作眾多症狀之一，通常是在一連串更緊迫的主訴之後順帶提及的。如今，在我位於加州聖塔巴巴拉（Santa Barbara）與棕櫚泉（Palm Springs）的再生醫學中心，約有七成的病患前來治療讓許多醫生和專家感到困擾的自體免疫疾病。我對於**這些**病患覺得自己在空轉的狀況絲毫不感訝異——說到此處，我永遠得感謝這些啟發我寫下第一本悖論書《植物的逆襲》（*The Plant Paradox*）的病患。

畢竟，自體免疫疾病本質上就會讓人感到疲勞，因為猖獗的炎症確實讓人精疲力竭，炎症既是自體免疫的導因，也是後果。我幫助很多這樣的病人從根本上恢復健康，並在過程中找回他們失去的能量，恐怕我已理所當然地認為，解決疾病的根本原因，是修復能量水準（energy level）時不可缺少的必要條件。恢復精力是解決身體不適的自然副產品，**能量回來了**，內心的活力就回來了。你可以說我是樂觀主義者，但相對於想當然耳的低潮起始狀態，我總是把更多注意力放在後續的能量反彈。

那通關於凱西的電話，幫助我釐清一件讓人感到振奮且關係重大的事。**我其實已經當了幾十年的能量醫師！**我只是沒有如此看待這件事而已，因為它一直被更多能霸占頭條的東西，如：心臟病學、心胸外科手術、自體免疫，以及老化和長壽等這些在當前的健康談話節目中占據更多時間的大課題給掩蓋。問題是，這些健康問題都是密切相關的；你的能量底線、對疾病的抵抗力、健康長壽的能力等，都是無法相互切割的。正如新冠病毒大流行所證明的：我們再也無法將自己的抵抗力視為理所當然。

因此，雖然凱西還不知道，但她啟發了我，讓我開始更仔細去思考有關能量，以及我們如何失去能量的問題。我在調查困擾各個年齡層的奇怪疲勞程度之後，清楚意識到：現今幾乎**每個人**都在某種程度上經歷了這種不幸的情況。我說的不是照顧新生兒一整晚後睡眠不足；也不是旅行到另一個時區以後伴隨而生的頭昏體虛；更不是高強度鍛鍊後的體力消耗；這些都是特殊環境下的特定結果。我也不是在講那些慢性疲勞症候群、端坐性心搏過速症（postural orthostatic tachycardia syndrome，簡稱 POTS）或癌症患者所遭受的極度疲勞，儘管對許多人來說，疲勞確實是潛在疾病的徵兆。

我所關心的疲勞，是一個人在正常生活背景下，感覺到平日精力、能力，有時甚至是清晰思維被抽空的持續體驗。這是一種日常生活中難以撼動的疲憊感，我們很多人對此感到熟悉，卻不願意提及，往往將其掩蓋。這是一種被我稱為「未病」（unsick）的人所經歷的普遍惰性，或是像功能醫學所謂的「行走正常」；這個詞指那些認為自己沒有病，沒有任何因素能驅使他們去看醫生，但是他們可能會覺得身體不盡如人意，未處於最佳狀態。如今，這些行走正常的人已經學會熟練地扛起沉重的疲勞包袱，而這在許多方面都造成損害——從他們個人的滿足感與成就感，到人際關係中充分表現的能力，再到工作能力；還有，我必須很抱歉地說，到他們長期健康的重要層面。

我開始在那些為了一般身體保健而來找我的病患身上注意到這種能量問題。這麼說好了，這些人是為了讓身體保持在良好的健康狀態而找上我，他們代表了這個緩慢發展的新浪潮：這些男男女女並非病痛纏身，這對他們來說值得慶幸。就大多數評估而言，他們的表現還不錯。然而，當我問起時，有愈來愈多人承認他們經常感到疲憊不堪。這些人並不只是你所想到的那群人，比如：年幼孩童的父母、忙碌的企業家或重點工作者（essential worker）。疲憊感某種程度上是普遍存在的。

這種現象的影響與範圍正在擴大。我也在診所以外的地方注意到這種現象，有時甚至發生在比我年輕得多的青壯人口之中。有朋友取消週間的晚餐約會，因為她那天累壞了；我孫女同學的家長取消遊戲派對，因為他實在沒有精力應付；兩名母親在郵局停車場談論著自己感到多麼精疲力竭。各位，我們正處於一場能源危機之中——一場細胞能源危機。

我所了解到的是，你覺得自己「沒有力氣」的原因，在於你真的**缺乏**活力！現代的生活方式，從營養到習慣，以及我們的運動與睡眠模式，都讓我們的消耗多於恢復。結果呢？我們只能在疲憊的狀態下繼續硬撐。我們的油箱空了，卻未能適當補充燃料，這樣下去，發生事故或熄火只是遲早的事。

藉由這本書，我希望能讓你重拾精力。我會告訴你，疲勞絕對不是你想像出來的（如果你相信發生在我病患身上的故事是真的），它是一種非常真實的生理狀態，與你的整體健康密切相關。畢竟，能量驅動著細胞的每一項功能，能量讓你活下去。當你的能量減少，你的細胞、器官與組織，包括你的大腦，就會處於危險之中，因為它們缺乏正常運轉所需的資源。儘管疲勞可能不受歡迎，而且具有破壞性，它卻是來自你身體的信使，傳遞出有關身體內部狀態的訊息。

就如我有時告訴病人的，一直感到疲勞，就像處於一個**可能**會變成下坡路段的彎道上；你應該趁著還來得及的時候轉過身，飛快地爬到堅實的地面上。因為，此時還有希望——正如我計畫在接下來的內容提出的說明——你對自己能量的控制力比你想像的要來得高。我們將深入了解，從最關鍵的地方解決這個難題：你的細胞能量系統的狀況。

這一切都要從了解影響能量產生的三個基本原理開始，同時也要了解如何更有效地利用這些原理，獲得一生的健康與活力：

1．**你吃得太多卻能量不足**。仔細想想，我們可以獲得的燃料比過往的人多更多，但是我們卻覺得缺乏能量，這怎麼可能呢？你很快就會知道。我們每天吃的食物看起來和吃起來可能都很「正常」，但是實際上，它的維生素、礦物質與其他營養素的含量，比我們曾祖父母吃的同種食物少了許多。此外，我們一天之中幾乎持續攝入的「能量促進食物」，其數量與濃度其實已為細胞能量系統帶來負擔，系統跟不上持續不斷的熱量突擊。我們將探討背後的原因，以及如何修復的方法，而這也將我們帶到第二點。

2．**$E=M^2C^2$**。我受到愛因斯坦啟發，創造了這個方程式，藉此簡單說明我們的能量（E）是如何最大化的。此刻，我並不想完全搶走後面幾章的風頭，但是眼下你得明白，M^2代表**微生物群系**（microbiome，主要是腸道內繁殖的複雜細菌群落）與**粒線體**（mitochondria，細胞內的微小胞器，能將食物中的營養物質和氧氣轉化成能量，即三磷酸腺苷〔ATP〕）。如果你關注過我的研究，就會知道我贊同希波克拉底的真理：「所有的健康與疾病都始於你的腸道」。你很快就會知道能量也是從那裡開始，因為駐留在腸道中的數兆微生物，實際上影響著你的身體能產生多少能量，以及這些能量的消耗方式。無論你相不相信，你的微生物群系與生活在你體內幾乎所有細胞內、負責產生能量的粒線體之間，有著長期的關係。腸道微生物與粒線體之間的通訊會告訴你的身體該如何製造與消耗能量。方程式中的 C^2 代表計時攝食（chrono consumption），即控制飲食時間與正確的食物選擇。在正確的時段吃下正確的食物，讓你的粒線體與微生物群，擁有最佳的治療與再生能力。結果是什麼？能量！這也帶我們到第三點。

3. **你聽說過益生菌與益菌生，現在來認識一下後生元**。你的腸道微生物與細胞（包括細胞內的粒線體）透過稱為**後生元**（postbiotic）的化合物來溝通。這是當特定纖維性食物被腸道中的細菌消化時，產生的氣體與短鏈脂肪酸（short-chrain fatty acid）。後生元構成一個連接腸道微生物群和粒線體的新通訊系統——由於環境化學物質、不當與不足的營養，以及壓力所造成的攻擊，這個系統目前正處於極大的壓力下。為了恢復我們的能量水平，我們必須恢復這個脆弱生態系統的平衡。

不過，現在有個好消息——總是有好消息的，對吧？我就是你能信賴的能量醫生！你絕對可以藉由關注公式的每個部分（M和C）扭轉你的能量生產，讓你的能量方程式以對你有利的方式運作，而且還可以採用不會讓已經筋疲力竭的大腦無法承受的方式來達到目的。我會為你簡化這個過程，我將在本書中分享一個為期六週的過程，它能幫助你以現在的狀況為起點，一步步地恢復健康。無論你從什麼樣的飲食和生活方式開始，都有辦法減輕對你的能量系統的諸多攻擊，恢復腸道平衡，讓免疫系統平靜下來，重新分配能量預算到適當的地方，並照顧你最重要的健康盟友——腸道微生物群與粒線體——讓細胞能量系統真正開始為你運轉，而不是攻擊你。

你們可能知道，我的人生使命就是要讓人類宿主更妥善地照顧並餵養駐留在我們體內的微生物（我常把它們稱為「腸道夥伴」），如此一來這些微生物就能孜孜不倦地工作，確保我們的健康；我會教你如何做到這一點。你也會學到如何修復並強化腸壁，這將有助於澈底消除消耗能量的炎症。此外，我們將努力為你的粒線體創造必要條件，讓它們能將食物與氧氣轉化成「能量貨幣」，為身體和大腦的活動提供資金。藉由減少過量食物攝入，並遏制一些環境攻擊，讓它們獲得亟需的喘息機會，不至於被推到崩潰的邊緣。然後，你再以一種獨特的時間控制飲食來自我**挑戰**，這是我過去二十年間一直用在自己和病患身上的飲食方式，它將進一步幫助你治療腸漏症（leaky gut），刺激體內的微生物群系和粒線體，讓它們達到最佳表現；把它想成是幫你的細胞與腸道夥伴推一把，讓它們能好好上工吧！

你可以在那裡找到重新獲得能量的祕訣。聽起來不會太累吧？我知道，當你已經累得像條狗時，不會有太多力氣去大幅度改變生活方式。你需要做的任何改變，都得是容易的、**不激烈的**（但表現得超乎期待），而且可以給你帶來很多小勝利。我提出的方法並不是應急的解決辦法，它是個可持續的計畫，讓你能獲得源源不絕的能量與活力。「能量悖論計畫」就是要幫你理解缺失的環節，找到最佳狀態，重新獲得與生俱來的自然能量水平。在這個過程中，它甚至可以幫助你重新找回希望與自信。

所以，振作起來吧！如果你對自己的低能量水平感到沮喪，或覺得這是自己的錯，我要在這裡提醒你，身體有自己的智慧，也有非凡的治癒能力。你很快就會發現，如果你能給它需要的東西，拿走它不需要的東西，那麼身體就會知道該怎麼做。讓我們開始吧！

PART 1 第一篇

疲勞症的流行

chapter { 1 } 第一章

我們怎麼走到這一步的？

多年來，我們已然深深相信，**經常**感到疲勞只是現代生活的一部分。我的意思是，這不就是咖啡存在的原因嗎？人類這個物種具有令人難以置信的設計，天生就能適應變化，即使是困難的變化。再加上我們有堅強的意志力，當我們開始覺得快沒力氣時，就會更努力，從**某些地方**汲取能量。我們會攝取咖啡因、糖，或更健康的「能量提升」食品與補充劑；然後將各式各樣的產品放在浴室櫃子裡，藉此隱藏證據。有了這些儲備，我們就能頑強地努力到最後，把事情做好。二十多年來，我一直在研究和測量我們如何應對低能量的問題，我從疲勞的病患與各行各業的讀者那裡聽到的是，他們學會概括承受。他們告訴我，在生活中多數時候感到疲憊，只是當今的現實狀態。

我想要告訴他們，也要告訴你：擺脫不了的疲勞感並不是這個時代的標誌，也不是忙碌或成功所必須付出的代價。而且，不管你的同儕或醫生怎麼說，這都不是衰老的自然現象。我不是要自吹自擂，但是我現年七十多歲，每天的行程還是排得很滿，一週看診六天，甚至在週六與週日也不休息，而且每週五還要為我的 GundryMD 網站工作，這是一間包含健康諮詢、食品和營養補充劑的公司。如果我可以是某種指標，我**知道**持續不斷的疲憊感並不是年紀大或忙碌的副作用。

我並不是例外。我們**每個人**應該都能在活躍、多層面的一天中，享受持續不斷的能量，晚上有充足的睡眠，第二天早上能滿懷熱忱重新開始。我曾鼓勵成千上萬不同年齡層的人參加「悖論計畫」（其中許多人比我忙多了，因為我的小孩已長大成人），看著他們重新啟動能量系統，為此我堅決反對將疲勞視為理所當然；**並非**如此。問題在於，我們不知如何談論它、定義它，而身為健康從業者，我們不知如何檢測它、治療它。我們似乎已將疲勞正常化，而不是承認它所消耗的成本。讓我在此重申：僅僅因為你**能**設法克服疲勞，並不意味這是正常或正確的，而且**不必**與它共存。就如詩人瑪麗．奧利弗（Mary Oliver）的名言：你只有「一段瘋狂卻也珍貴的生命」。

如果你已經拿起這本書，或許那也是你準備好要放下「疲勞是現代生活中不可避免的事實」這個迷思的所在。也許你是在被睡眠障礙所困擾的半夜讀到這本書，或是在通勤路上聽著這本書，並設法穿越精神迷霧，把該做的事情做完；也許你是「能量好奇者」，大多數日子覺得還可以，但希望自己能像以前那樣擁有更多精力；也許你就像我的某些病患一樣，正處於持續疲勞的盡頭，聽到內心深處的呼喊：「我受夠了！」

有些人形容：如此年輕不應該有這種衰老的感覺。更極端的描述是甚至覺得整個人都被疲憊感給摧毀了。你現在覺得自己在疲勞的哪個階段並不重要，如果你對這些描述有所共鳴，那麼你就屬於一個非常普遍的現代現象。醫學界大多數人都未曾注意到這個現象，不過它卻對個人與社會造成巨大損失。

二十多年前，當我踏入再生醫學的領域時，我在病人病歷上最常寫下的診斷就是**疲勞與不適**，至今仍是如此，也許並不令人意外。在極少數的情況下，這些症狀來自於會改變生活的嚴重疾病，不過更常見的情況是患者為輕度疲勞所苦，這有時會讓人頭腦遲鈍、情緒低落，並且總是降低生活品質。可能讓你驚訝的是，後者這些人數較多的病患，通常是來做一般健康檢查的，並沒有任何明顯的疾病跡象，但是他們的血液檢查，卻有可識別且可測量的指標，顯示健康狀況不佳，與那些少數病患類似，雖然程度不同，但確實存在。病得很重和「又病又累」的病人，是站在同一個疲勞譜的兩端。我很高興的是，我制定的療程對這兩類人都有幫助，也對位於疲勞譜中間的人有幫助，能夠幫他們找回失去的能量。

療程進行到一半的時候，病人總會對失而復得的活力感到驚訝，就好像他們突然從「能量失憶症」（energy amnesia）恢復過來一樣。我所謂的「能量失憶症」，指的是人的能量系統長期以來一直處於蹣跚向前的狀態，以至於忘記活力滿載的感覺。借用一九六〇年代理查．法里尼亞（Richard Fariña）的經典小說，這就是一種「沉淪已久，下坡如上坡」的感覺。也許你也有相同的感受。

對疲勞的迷戀

如果你試圖解決疲勞問題已有一段時間，你可能會對我花這麼多時間處理這個話題的做法感到意外。事實上，整個做法就是要讓世人看到健康狀態的異常——那些讓大多數人摸不著邊的難題。在上一本書《長壽的悖論》（*The Longevity Paradox*）中，我解釋了為什麼儘管現代人的壽命明顯增加，但我們的健康跨度（譯註：health span，指人一輩子身體健康的時間）卻在急遽縮短。在更早的《植物的逆襲》一書中，我闡述了為什麼儘管採用看似健康且營養豐富的全穀物與蔬果為主的飲食，許多人仍為炎症和自體免疫疾病所苦。（如果你不記得，答案很簡單，是不當地食用對腸道有害的植物化合物——凝集素〔lectin〕，會與有毒化學物質和藥物等干擾物結合成完美風暴，造成腸漏症。在接下來的章節中，你將會更全面地了解這個議題或習得概要。）

雖然從醫學研究的角度來看，自體免疫疾病與長壽的願望往往比疲勞更受關注，但我要強調的是，我們失去與獲得能量的方式，確實就是健康或疾病的本質。早在我們用更科學的方法來描述它之前，醫學之父希波克拉底就已經把它稱為「veriditas」，這個字大致可以翻譯成「綠色的生命力能量」，它驅動著所有生物。在聽到來自各年齡層的患者全都為同樣的疲勞症所苦後，我不再將這種生命力視為理所當然。事實上，我已經把這個長期被忽視的健康層面，即細胞能量系統的功能，從安靜的配角調到前面，讓它成為舞台中央的明星。

我意識到，在健康、長壽與疾病的核心，存在著一個我尚未承認的明顯**悖論**：儘管我們生在一個**攝入能量比以往任何時期都來得高**的時代，我們卻覺得更**缺乏**能量。相較於我們的祖先，現代人的生活方式對體力的要求低很多，然而還是有很多人感到體力不支。仔細想想，真是匪夷所思。我們生活在一個物質充裕的時代，但是卻感到相當疲憊。

坦白說，傳統醫學訓練不太重視日常生活的疲勞感。並不是因為醫生不關心，只是大多數醫生和醫護人員就跟你一樣，同樣在肩負著自己的日常疲勞的狀態下辛勤工作。而且，目前醫療系統的設計，無法處理不符合其模式的問題。醫學喜歡可以測量與追蹤的東西，但你的能量水準並不如血壓或膽固醇那樣容易量化。一個人的疲憊可以是另一個人的正常狀態，因為能量沒有標準的參考範圍（儘管如此，我稍後還是會分享一些與能量水準非常相關的血液指標）。對於一般時間緊迫、資源不足的醫師來說，精力喪失是一個相當模糊的現象。而且由於患者陳述病徵的範圍很廣，一些醫師甚至可能會得出症狀是想像的或誇大的結論。換言之，「一切都是你腦中的想像」。

我無意讓我醫學界的同事揹黑鍋。讓我們這麼說好了：在現代醫學實踐中，如果沒有可用於治療的藥物，我們往往不想加以治療。如果我們無法確定它**是**什麼，或幫它取個好聽的名字，我們又怎麼開藥呢？考慮到大多數醫師每天不得不診治相當多的患者，因此建議是「等情況嚴重到需要藥物或手術時再來」。可悲的是，這意味著在醫療服務者辦公室的裡裡外外，徵狀不顯的亞臨床現象如：疲倦、消化不良、輕度但持續的焦慮或情緒低落，以及許多其他會消耗活力的症狀，未能得到解決。它們受到的對待是「順其自然、沒什麼可看的」，畢竟疲勞不具傳染性，至少不會致殘。

別人有的，我也要有

當然，醫療機構漠視這個問題，並不是疲勞得不到應有關注的唯一原因。我們這個時代充滿各種前所未有的期待，真正的安全網卻寥寥可數。這迫使許多人咬緊牙關也要衝破精力不足的迷霧，用意志力克服身體的不適——因為如果你不為你的家庭、工作和社群出頭，還有誰會這麼做呢？在我們的競爭文化中，大家也很容易以眼不見為淨的態度來對待疲勞。當**其他人**在社交媒體上似乎都表現得幸福洋溢、活力四射的時候，若是承認自己被困在一個不那麼完美的地方，半睜著眼睛瀏覽著頁面，會讓人覺得很羞恥。更糟糕的是，我們很少有人會誠實分享正在發生的事。我們都太忙太累了，沒時間也沒精神去聽別人抱怨忙和累。

但是，事情不一定非得如此。首先，我向你保證，疲勞並不全是你腦中的想像，它**最終**可能以腦霧、情緒低落、失去原有活力……等方式表現，但是它實際上**始於**一個位置更低、你更容易影響的地方——腸道。你很快就會發現，腸道衍生的炎症與微生物群系的變化，是這種亞臨床狀態的關鍵驅動力，由於它在醫學教科書裡並沒有一個長長的名稱，所以我在這裡給他起了一個長長的名稱。我把它叫做「幹勁變沒勁」（When your get-up-and-go has got up and gone）或「起身就沒力」（get-up-and-gone，縮寫為 GUAG）。如果醫學界完全不把它當一回事，我們也許可以從中找點樂子。

這個起身就沒力的現象程度不一，從遵循看似合理的飲食與生活型態卻持續輕度疲勞，到難以預測、感覺自己在硬撐的時刻，以及顯然讓生活無法正常運轉的全面疲憊，都在這個範疇之中。它可能與其他明顯症狀無關，也可能與令人困擾的問題共存，如：消化不良與便祕、頭髮稀疏、皮膚敏感或季節性過敏、全身僵硬或喪失行動能力、性慾低下、頭痛、睡眠中斷或睡眠障礙、念珠菌或黴菌等問題。好消息是，我曾經治療過許多程度不同的病人，即使是那些長期面臨嚴重能量破壞的患者，也可以在能量悖論計畫的協助下，從起身就沒力的狀況恢復過來。

壓力、咖啡，更多壓力、更多咖啡

如果你覺得 GUAG 現象描述了包括你在內的許多友人，你可能是對的。我相信，受到忽視的疲勞流行病是個大問題——也許是這個時代最嚴重的病訴。統計數據支持這一點。最近的一項調查報告顯示，超過一半的美國成年人在任何一個特定的工作日，都不覺得能好好休息。（當我對自己的網站 GundryMD.com 的訪問者進行調查，詢問他們造訪網站的原因時，第一個答案是「需要更多能量」，第二是「疲勞」，不過這個調查只能當成軼事而非科學看待。）

不過，關於壓力發生率的數據收集，似乎比疲勞發生率的數據來得多。此點同樣重要，因為壓力與疲勞是親密無間的夥伴；哪裡有壓力，哪裡就有疲勞，反之亦然。相較於疲勞，壓力、過勞與由此而生的心理健康問題，受到醫學專業人員更多的關注，部分原因在於它會對雇主造成損失，以及由此而導致整體經濟損失。根據調查，有五成五的美國人每天都承受著壓力，八成三的美國勞工經歷過工作相關的壓力（女性承受的壓力水準稍高於男性）。蓋洛普最近一項大型調查顯示，企業正面臨員工過勞的危機，將近四分之一的員工表示經常或總是感到疲憊不堪，另有四成四的員工有時感到倦怠。《哈佛商業評論》（*The Harvard Business Review*）估計，這個現象每年造成一千兩百五十億到一千九百億美元的醫療支出。不令人意外的是，據估計，七成五到九成的疾病被認為與壓力有關（壓力引起炎症，進而導致疾病），而且數百萬美國人因為與壓力直接相關的症狀而尋求醫療協助，尤其經過新冠肺炎大流行，造成數個月的封城、遠距工作與隨之而來的焦慮以後，這個數字肯定會上升。

所有回答調查的人肯定有個共通點：他們都太累了。不過，我在這裡提供一則新消息：在我那些覺得自己在工作或家庭中感覺充滿壓力，而且有過重或肥胖問題的病人中，超過九成五的人將他們疲憊、眼花、失眠與減重失敗的原因，歸咎於「壓力激素」——皮質醇（cortisol）。然而，他們空腹抽血做出來的血液檢查，皮質醇水準完全正常。我不想告訴他們，但是問題與他們血液中這種單一激素的濃度沒有什麼關係。沒錯。我敢打賭，大部分認為自己的問題一方面與「高皮質醇」有關，以及另一些認為與「腎上腺疲勞」有關的人，其實都沒有這兩個問題。（如果你不同意這個說法，請翻到第七三頁，了解我對這些問題為何受到廣泛誤解的看法！）

疲勞與壓力的詭譎之處，在於它們聽起來相對無害，但是卻會產生很大的漣漪效應。疲憊和壓力過大的人，往往會做出糟糕的飲食與生活方式選擇，殊不知這些選擇會加重他們的疲勞。這些選擇包括：持續地進食，從而讓體內產生能量的粒線體增加負擔，而不是從旁加以支持；吃下一堆「安慰性」加工食品，但是卻讓腸道夥伴挨餓，無法助長更有用的能量；天黑後還在滑手機或平板，尋求分散注意力，反而干擾了自己的自然睡眠週期；甚至還會逃避運動、與他人交流等已知的減壓方式。我們愈累，選擇愈糟糕；選擇愈糟糕，我們會變得更疲倦。這是個難以打破的循環。

為了妥善應對，我們變得非常善於阻止疲勞向我們靠近。我們想出一整套防護物，用各種物質來提高我們低下的能量水準，最明顯的就是咖啡因。咖啡因是一種味道苦澀的生物鹼，在自然界中，它能幫助植物驅趕昆蟲，避免讓昆蟲吃掉植物；在你身上，它能幫助驅趕一波波的疲勞感。怪不得咖啡因是地球上使用最廣泛的精神作用藥物。有些數據顯示，幾乎九成的美國成年人與七成三的青少年，每天都在吞嚥這種興奮劑。更別說還有那些如雨後春筍般出現、效果與咖啡因類似的茶葉與植物，以及全球龐大的巧克力市場、康普茶（Kombucha）在過去十多年爆炸性的成長（明白了嗎？這種氣泡飲如此令人上癮，因為它是由含咖啡因的茶葉所製成的）。還有，至今仍然常見的低卡汽水，以及能給人帶來一點精力的能量飲料。其實，我本質上並不反對咖啡因；問題是，倚賴這些速效支撐物會掩蓋根本的問題：你的細胞能量系統並無法滿足你的需求。但是，你用冷萃咖啡或紅牛來提升精力，卻從來不停下來看看「引擎蓋下」有什麼問題，並且找出原因。

現在，情況改變了。

全球能源需求

我著迷於尋找這種「幹勁變沒勁」的情形到底在哪裡發生，這讓我重溫了對哈札人（Hadza）健康的研究。哈札人生活在坦尚尼亞北、部疏林莽原，是世界上最後的狩獵─採集者；因此，他們的飲食和生活方式受到非常透澈的研究。他們的生活方式與更新世的人類祖先有著驚人的相似之處：他們使用弓箭與斧頭徒步狩獵，沒有車或槍；男人打獵，通常每天步行十至十六公里；女人採集可食用植物，平均每天步行五、六公里。哈札人吃的東西都來自他們的土地，一年中有一部分時間會食用豐富的塊莖、漿果與蜂蜜，而在其他時間則以大型動物為主。他們的人都很苗條又健康。

我們從哈札人身上學到最值得注意的見解，來自了解體能鍛鍊對哈札人整體體適能水準所造成影響的研究。研究人員想檢驗一個假說：這群狩獵─採集者每天消耗的能量比現代社會久坐的生活方式來得多，所以他們才會這麼健康。當然，這似乎合乎邏輯，所有的步行、狩獵與採集應該會消耗大量卡路里，並增進身體能量的產生。所以，可以想像研究人員發現所蒐集的資料違背直覺時有多麼驚訝：哈札人的能量消耗幾乎與辦公人員一樣！

你所納悶的事可能跟我一樣：那些整天坐在辦公室裡的人能量都消耗到哪去了？現在，作為研究人員，即使研究數據不如預期，我們仍然需要做出結論，即使結論並不令人滿意。這個研究的結論是：所有人，無論他們的需求和活動，每天消耗的能量都是一樣的。也許有些人可以接受這樣的解釋，但是我覺得太隨便了。一個辦公人員的精神能量支出相當於一個狩獵—採集者的勞動消耗，看起來就是不合理。我懷疑還有另一種力量正在作用：有某種事物導致辦公人員無法解釋的能量消耗。

我想起了自己的祖輩。我在中西部曾祖父母和他們的鄰居身邊長大，他們的生活是有規律的。他們每天早上四點起床，喝一杯即溶咖啡，然後出門從事一天的體力勞動，或在農莊裡勤奮工作，努力養家糊口，他們沒有現代化的便利設施，一切都靠手工。沒有人整天坐在椅子上打字或講電話，然後說：「我累了！」

在研究長壽的這些年裡，我曾經觀察到類似的現象。儘管是在比我家鄉內布拉斯加更鄉下、更陽光充沛的地方，義大利山區的小村落裡，我見到了世界上最有生命力的九十多歲老人和百年人瑞。在這些地方，老人家大致上都仍然按照傳統生活方式過活，吃著他們從小吃到大的食物，遵循最古老的慣例。他們讓人印象深刻的健康跨度，以及讓人驚喜的**能量跨度**都讓我深受震撼；在我們的國家，大部分人到了這種年紀早已很難從椅子上站起來，但是我在利古里亞（Liguria）和阿恰羅利（Acciaroli）遇到的八十歲、九十歲、甚至一百歲的老人家，都不覺得每天早上好幾次陡峭的山路，在那裡放牧綿羊與山羊，是什麼太困難的事情。

為什麼美國國內的情況會如此不同，不只是老人，來看診的年輕人也經常抱怨疲勞？我們相對久坐的生活怎麼可能需要消耗這麼多燃料呢？歸根究柢，這還是因為飲食與生活方式的巨大變化，以及從暴露在自然力量（如：全光譜日光），轉變到暴露於非自然與破壞性力量（如：化學物質與人造光源），這些因素加總在一起，改變了我們能量系統所需的最佳運行條件。在我看來，現代人的平均水準就像是一輛失去一半引擎動力的V8跑車，只用四個汽缸運轉，無法發揮其設計性能。反觀哈札人，他們不僅原本的八個汽缸都還在秩序井然地運轉，而且引擎上還有增壓器，以及隨時可以啟動的渦輪增壓器。他們的系統經過精細校準，維護得非常好，他們使用同樣的能量，卻能獲得無限多的輸出。

哈札人的能源效率來自他們的生活方式，這種生活方式能讓他們身體的引擎，也就是稱為粒線體的微小發電廠處於良好的工作狀態，也來自由富含纖維的植物與瘦肉構成的清潔燃料飲食，不過還有第三個重要因素。他們避免了那些過著典型西式生活的人通常會經歷的持續**能量**損失。這種情況是透過一種你可能相當熟悉的現象發生的，亦即炎症。

能量迷思之一：病毒之謎？

在過去，一般認為這種讓人衰弱的慢性疲勞症候群是由EB病毒（第四型人類皰疹病毒，Epstein-Barr virus）所造成。許多來向我尋求治療慢性疲勞的病人，都有自然療法醫師、脊骨神經醫師與其他執業醫師進行的血液檢查診斷的「證據」。因此，當他們來到我的辦公室時，他們往往正在服用大量的抗病毒酊劑和處方抗病毒藥，而且也做了精心安排的排毒治療，但是不知為何就是無法擺脫疲勞。雖說活性EB病毒感染造成的單核白血球增多症，確實會讓人在床上躺上好幾個月，不過這種情況其實相對罕見。事實上，有九成五的成年人的白血球細胞上帶有EB病毒，而且大部分人身上都有可檢測到的病毒抗體。這些專家將焦點放在這類抗體時，其實忽略了慢性疲勞更典型的導因：腸漏造成的慢性炎症。幸運的是，這種情況很容易扭轉。

慢性疲勞症候群並不是持續性疲倦唯一常見的誤診；因為「疲勞」是太過含混的一種症狀，我發現許多臨床醫師常常會辨識出錯誤的肇事者。自然產生的念珠菌經常受到責難，認為疲勞的導因是因為念珠菌過度生長；有毒的黴菌或黴菌毒素暴露；甚至長期遭萊姆（Lyme）螺旋體感染導致的慢性萊姆病病例，都是如此。雖然這些問題的標誌物可能都存在，但我向你保證，有關聯並不必然意味著有因果關係。

相反地，我幫助那些確信EB病毒、念珠菌、黴菌或萊姆病是造成他們嗜睡的罪魁禍首的病人轉移注意力。我們開始著手治療並修復受傷的腸壁，改變腸道微生物群系，藉此緩和炎症，從而重新教育他們的免疫系統，這樣的做法通常能澈底扭轉他們的症狀。更重要的是，多年來，有成千上萬的讀者告訴我，他們只是閱讀並按照我書中的建議，就解決了這些症狀與許多類似的情形，他們原本都以為這些問題是慢性且無法治癒的。

chapter {2} 第二章

身體著火了：炎症如何偷走你的能量

康斯坦絲（Constance）是一位四十多歲、生活忙碌的媽媽。當她來找我時，她說自己大部分時間都感到疲憊不堪。她的婦科醫師和家醫都向她保證，作為擁有兩個青少年的職業婦女，每天覺得精疲力竭是很正常的。但當我幫她做血液檢查時，我發現她有好幾個炎症指標都相當高。難怪她會覺得很累：她簡直全身都在發炎！不幸的是，她的醫師並沒有對她的全身炎症指標進行檢測。大多數的醫師仍然對這些測試一無所知，坦白說，即使他們進行了測試，也可能不知道該怎麼解決問題。然而，有了這些資訊，康斯坦絲決心遵照之後會提到的「能量悖論計畫」，花幾週的時間解決**導致**炎症的情況。結果，她原本擔心已離她遠去的精神與活力，統統都回來了。

炎症的標準定義是身體「為保持組織恆定狀態，對微生物入侵或組織損傷的重要反應」。這是一種古老的、能救命的免疫反應，可以追溯到八千萬年前，遠在智人出現之前。你免疫系統的主要功能是保護身體免受潛在致命細菌、真菌、黴菌，或是病毒的侵害。它的存在是為了在侵入者突破邊界的那一刻迅速偵測，然後發動防禦性攻擊。這種攻擊通常以炎症的形式發生。雖然你有時候會意識到急性炎症（例如腳踝扭傷時的腫脹），大部分對健康造成重大危害的炎症，都發生在我們意識不到的情況之下。

炎症就像一把火；我們需要它才能生存，但是如果不加以控制，它就會造成損害，破壞我們的身體。矛盾的是，我們現在明白，造成最大傷害的並非那些大規模、十級警報的大火（比如身體對嚴重感染的救命反應）。相反的，身體對現代飲食與生活型態的攻擊做出反應而產生**慢性低度**炎症，為慢性疾病奠定了基礎。事實上，最近的研究已將炎症與目前絕大多數困擾我們的慢性疾病都連結起來，從心血管疾病到代謝性疾病（如：肥胖和糖尿病），再到癌症、自體免疫疾病與神經退化性疾病。證據是明確的：炎症使我們生病，而且也會讓我們感到疲憊。

還記得那些辦公室的工作人員與哈札人消耗的熱量一樣多的狀況嗎？怎麼樣才能解釋這種現象呢？這樣說好了，產生炎症會消耗**大量**的能量。在為那些沒有感覺特別不舒服的病人測量了二十年的炎症指標以後，我的結論是：雖然確切來說這些辦公室工作人員並沒有被打敗，但他們的身體其實正在燃燒著炎症之火，而維持這種火焰是需要能量的。

細胞激素（cytokine）是調節身體發炎反應的化學信使，它有一種執行特權，可以把能量用在它認為適合的地方。這很合理，畢竟身體必須將生存放在所有功能之上；如果免疫系統的防禦大軍偵測到威脅並需要動員，它們會得到它們所需要的所有能量！事實上，許多研究都指出，人體內的炎症物質會**協調**能量分配。這也就意味著，當你的身體將大量的能量投入防禦預算時，能夠分配給其他必需事務的能量就會減少。對於受慢性疲勞所苦的人來說，炎症是一個被嚴重忽視的因素。據記載，即使發炎反應稍微增加，也可能是持續性疲勞的潛在元凶。

不可否認，發炎的身體是疲憊的身體。所以，你可能會納悶，這些炎症到底哪來的？如果你是悖論系列的忠實讀者，你可能已經猜到答案了。我將它們稱為「三L」。

慢性炎症的三個L

第一個「L」是**腸漏**。我們稍後會詳細討論這個問題，但是基本概念是這樣的：由於源源不絕的加工食品、特定植物性食物、殺蟲劑與其他化學物質，還有處方藥物的過度濫用，人體腸道的保護性內襯，也就是我們的「腸壁」，得經受住相當大的風暴。這些物質結合在一起，破壞腸壁的完整性，在上面形成微小的孔洞，使細菌和其他有害分子穿過腸道進入血液和周圍組織中。由於七到八成的免疫系統存在於構成腸壁的組織層與腸道周圍的脂肪裡，**哪裡有腸漏，哪裡就有炎症**。

十五年前，當我寫第一本書的時候，如果你問我對腸漏有何看法，我會非常誠實地告訴你那是偽科學。然而，由於現在有了先進的檢測方法與眾多研究人員，如：哈佛醫學院的阿萊西奧．法薩諾（Alessio Fasano）博士的研究成果，我可以非常肯定地說，腸漏是一種流行病，而且今天大多數人都有這個問題。事實上，我的疲勞症患者中，百分百都被檢查出某種程度的腸漏。

第二個「L」是**凝集素**，它是存在於某些植物中的蛋白質，是這些植物的防禦系統，保護它們與它們的後代（種子）不被掠食者（包括人類）吃掉。麩質是一種眾所周知的凝集素，也許你已經在避免食用。然而，在豆類與穀物中還有許多其他的凝集素（它們主要存在於全穀物的外皮或稃裡）；此外，有些植物，如：茄科植物、被當成蔬菜的某些水果（如：黃瓜與南瓜），以及非當季產的水果等，都有凝集素的存在。傳統牛奶與乳製品也是凝集素的另一個來源。坦白說，現代飲食基本是建立在這些惱人的蛋白質之上（而且很抱歉，大多數無麩質食品也充斥著凝集素！），除非你遵循我的「悖論飲食計畫」，不然其實很難避開凝集素。

凝集素攻擊策略的一部分，就是在掠食者的腸壁上製造孔洞，可以想像當它們接觸到已經被削弱或有腸漏的腸壁時，會有怎麼樣的表現。凝集素不僅會刺激腸道，還會在那裡引起發炎反應，更會偷偷穿過腸壁進入血液，而我們的免疫系統則會在血液中將凝集素辨識為外來蛋白質，引發更廣泛的炎症反應。我在過去的書裡曾更詳細地介紹凝集素與自體免疫疾病的關係；而這本書中主要的重點在於，凝集素在較低級的發炎性疲勞流行病中也**同樣**發揮著作用。

這也把我們帶到第三個「L」，即**脂多醣**（lipopolysaccharide，簡稱 LPS）。脂多醣是細菌細胞壁的碎片或片段，它們能穿過腸壁，引起發炎反應，甚至可以在沒有腸漏的狀況下達成。我有時將脂多醣稱為「小屎塊」（little pieces of sh*t），因為它們的本質就是如此。當這些小塊細菌的細胞壁被限制在腸道內微生物群系所形成的生態環境裡時，它們並沒什麼大不了。但是當它們穿過腸壁進入你的血液時，會刺激你的免疫系統產生局部性，甚至全身性的防禦攻擊。大部分由此而生的炎症主要發生在肝臟裡，這對你的能量生產來說就夠糟了。而且，脂多醣還可以在你的血液與淋巴裡遊走，活化你全身包括大腦在內的免疫細胞。這下好了，它在你身體裡造成一種永不停止的炎症與疲憊反應。

不幸的是，脂多醣還有另一種潛入循環系統的隱密方法。研究顯示，脂多醣，甚至是活細菌，都可以搭載在被稱為乳糜微粒（chylomicron）的飽和脂肪運輸分子上，「通過」腸壁進入另一側的淋巴系統，循環到製造大量白血球的淋巴結和肝臟——生產三磷酸腺苷最重要的地點之一。脂多醣進入循環系統的能力，讓我們對為什麼標準西方飲食（富含飽和脂肪）會造成如此高度的發炎反應，有了新的認識。

疲勞不是什麼可以勉強忍受或不予理會的東西，而是身體發出的**警訊**，讓你知道身體正燒著炎症之火。它是一個信號，告訴你身體正試圖勇敢地遵循其內建程式，保護你免受傷害，但在許多情況下，你正是無意中造成傷害的那個人。與其再喝一杯雙份濃縮咖啡，不如停下來聽一聽吧！

運轉中的免疫系統：不惜一切代價保護你

顯然，你的免疫系統是身體能量預算的最終仲裁者。為了澈底了解這個複雜系統在整體健康中扮演的角色，讓我們暫停一下原本的討論，先仔細看看體內的防禦大軍到底是怎麼進行基本工作的。

你的免疫系統是一個廣泛的網絡，包括：器官、腺體、淋巴液、淋巴組織，以及各種令人印象深刻的免疫細胞，例如你所熟知的白血球。人體內約有七至八成的免疫細胞位於腸道。為什麼呢？因為腸道是大多數外來分子（包括潛在病原體）進入人體的地方。顯然，這些分子可以搭便車，隨著你攝入的食物與液體進入體內，不過它們也會以令人驚訝的方式進入腸道，譬如：經由你的眼睛、耳朵與鼻子，甚至藉由肺部纖毛將侵入者推回喉嚨，再將它們吞下。你的腸道由於這種潛在的壞人攻擊，因此其內部包含了一個防禦全身的堡壘。

這些防衛大軍會做些什麼呢？首先，它們會隨時掃描預測即將發生的麻煩。如果你曾讀過前面四本悖論系列的任何一本，你可能會記得「星際大戰早期預警系統」的條碼掃描器，即類鐸受體（TLR），我喜歡將它們稱為「微雷達」。它們存在你體內所有的細胞膜中，包括被稱為T細胞的白血球，它們的存在是為了尋找外來入侵者的模式，這些外來入侵者主要是細菌與病毒，但也包括從腸道逃逸出來的凝集素與脂多醣。它們同時會掃描友好訊息與蛋白質，也是激素的對接端口。類鐸受體不斷掃描每一個經過其路徑的蛋白質，就像超市收銀台的條碼掃描器，可以讀取你所購買的每一件商品條碼，立即辨識出品項與價格。

類鐸受體有一個重要的任務，弄清楚它們辨識出的是蛋白質或其他外來物質，並評估其威脅程度：輕微、嚴重或不存在（即「朋友」）。若一種蛋白質被視為對你有確實的威脅，那麼類鐸受體會馬上發出信號，讓促炎性細胞激素去追捕它們。這些化學信使會找到外來蛋白質，將它們鎖定在自己的視線中，並召喚一波波的白血球來攻擊這些入侵的敵人。這是一個極其複雜卻又悄然發生的過程，免疫系統學會辨識進入你體內無數物質的代碼，給前線免疫細胞大隊下達確切的指示，讓它們做出適當反應。這就好比一個管理機構決定某件事情是一級威脅、五級威脅，還是絕對良性。

讓我們想像一下，你接觸到普通的流感。你的類鐸受體讀取了病毒條碼，辨識出它是外來物質，有潛在的危害，然後發出訊息：「這是個壞蛋；集結軍隊！」促炎性細胞激素湧入血液中，找到這些入侵者的位置，觸發第一波防禦，用源源不絕的黏液捕捉病原體，以咳嗽和打噴嚏的方式，將任何可能的東西吐出去。同時，細胞激素將訊號傳遞出去，開始召集更多重量級打手，例如：吞噬細胞與淋巴球，它們好比免疫系統的戰鬥機和導彈，直接攻擊病毒病原體。當這一切發生的時候，你實際上有什麼感覺？你可能相當疲憊。你的肌肉感到痠痛沉重，你的能量被消耗殆盡，除了看電視或睡個覺，你啥也不想做。總之，你覺得糟透了。但當你可能在詛咒可惡的流感病毒讓你病倒時，事實是你可能搞錯對象了。造成你疲憊與疼痛的並非那一點點病毒，而是你自己的免疫細胞。

在這些適應性措施迅速到位的同時，另一個更基本的必要任務也在進行：能量的重新分配。你的免疫系統希望你狂看你最喜歡的節目，或在沙發上打個盹。你的身體正在發生一場戰事，而前線部隊，也就是白血球，需要它們能取得的所有能量，這意味著那些留在大後方的必須重新定量配給。由於肌肉通常是消耗能量的大戶，炎症信使讓它動起來會痛。結果就是：你不會怎麼去使用這些肌肉，可以分配更多燃料給部隊。同理，也適用於極度耗腦力的工作；那也需要能量！引起腦霧，讓人思維遲鈍（我們會在第五章細說），如此一來，今天就沒必要打開筆電了！你得休息。但這是為了幫助一個值得的緣由：防禦部隊盡可能多地獲得燃料供應，免疫系統主宰著一切。

缺氧會讓你精疲力竭

有關我們個人的能量危機，有一個很少被討論到的細微差別，就是慢性炎症會讓細胞能量系統無法取得製造能量所需的氧氣和營養物質。炎症會使血管收縮硬化，限制那些基本補給物質流向細胞，從而剝奪製造能量的粒線體所需要的資源。我用一種稱為內皮細胞功能檢測（EndoPAT）的測試來測量疲勞症患者的血管「彈性」，這種測試用脈壓帶暫時限制手臂的血流，然後檢測在脈壓帶鬆開以後，血管回彈甚至打得更開的程度，以讓額外血流通過以彌補不足。在出現慢性炎症時，回彈程度微乎其微，這是因為血管已經喪失擴張或膨脹的能力所致。

為了理解這個測試如何運作，你可以想像一下，一場車禍使得州際公路關閉，造成交通堵塞。在事故排除以後，如果四線道的高速公路奇蹟般地變成八線道，讓所有被塞住的車輛都能更快速地移動，該有多好？在你需要更多血流的時候，血管通常就應該這麼做。（順帶一提，如果你的醫生告訴你，你需要服用血管擴張藥物〔包括威而鋼〕，他們應該告訴你的是，你的系統充滿炎症，讓我們找出原因。）動脈周圍的炎症與由此產生的氧氣限制，會導致能量交通管理的慢性瓶頸效應。好消息是，只要按照本書中的計畫，搭配服用一些簡單的補充劑來減輕炎症，你就能幫助血管恢復它們提供能量的靈活性。

你身體裡短暫的病毒戰爭往往會持續幾天，直到病原體基本上被「吃掉」並摧毀。入侵者受到控制後，**抗**炎細胞激素就會關閉警報，把部隊召回基地，讓身體知道戰爭打完，體內的恆定狀態或多或少恢復了。這對身體其他部分來說是好消息：限量配給結束了，可以恢復正常的能量生產與分配。慢慢地，你「恢復活力」，覺得自己好了。這是個瘋狂的旅程，但你安全回來了。

體內恆定狀態被打亂，一連串的活動，隨之而來的一些疲憊感，然後恢復原狀；這是免疫系統發動炎症攻擊後應有的發展。然而，在現在的慢性炎症流行病中，情況卻大不相同。原本的四日戰鬥成了一場永無止境的戰爭：血管維持腫脹、疲勞、乏力、腦霧的情況持續存在，幾乎就像一場無法治癒的流感。（事實上，我們現在也在一些感染新冠病毒的患者身上看到這種現象，稱為「後遺症患者」〔long-hauler〕，他們都有疲勞、抑鬱和腦霧的病毒後症候群。）隨著時間推移，慢性炎症會成為你的「新常態」。你可能會習慣於生活在沒有幹勁的狀態下，有時還伴隨著腦霧、頭痛、焦慮加劇、體重增加、食物敏感等症狀。由於它普遍是個無症狀的過程，你對於阻止自己前進的因素感到困惑甚至痛苦的同時，只會咬緊牙關，盡最大努力向前行。然而，我從臨床的角度來看，這並不是什麼謎題。

我的病人琳達（Linda）就解決了這種無症狀的炎症難題。琳達第一次來我診所時已五十多歲，我必須承認，她的炎症標誌相當令人印象深刻，而且不是好的那種。有趣的是，她在就診時並沒有提到疲勞。然而，當她實實在在地按照能量悖論計畫做了三個月，然後前來進行血液檢查追蹤時，我幾乎認不出她來：一個全新的人站在我面前。「醫生，我這是怎麼了？」她興奮地嚷著：「突然間，我覺得每天都過得很好，而且我覺得精力充沛，連咖啡都不用喝了！」我們看了她的血檢複查結果，我指出她的高敏感性C—反應蛋白（hs-CRP）水準已經降到二！高敏感性C—反應蛋白是一個炎症通用標記，理想值應低於一，而她之前的檢測值為十。（我通常把C—反應蛋白稱為「垃圾」〔crap〕，這是有原因的；當這個數值很高，炎症猖獗時，你確實會覺得很糟！）她之所以會覺得情況大幅改善的原因，對我來說並不是什麼難以理解的事。

看到紙上記錄的巨大變化，琳達笑了。「我以為自己只是做了什麼神奇的態度調整。但顯然這種變化是真的！」琳達的例子證明，當你體內炎症減少（她的情況是以C—反應蛋白標誌數值下降來衡量），你就會開始明顯感覺到精神更好。

遇到像琳達這樣的反轉，總是值得慶祝的一件事。因為如果任由炎症肆意悶燒，可能會導致嚴重的問題。在最糟糕的情況下，由慢性腸漏引發的戰爭風暴，會導致目前極其猖獗的自體免疫疾病。自體免疫是一個概括性術語，指免疫系統**過度**活躍，以至於開始不經意地瞄準「錯誤的對象」，例如相當無害的食物，或是分子組成與這些食物相似的身體組織蛋白，這些攻擊與損害往往會造成毀滅性的結果。這種免疫系統在錯誤識別的情況下作用的現象，被我的同事洛倫・柯丹（Loren Cordain）稱為「分子擬態」（molecular mimicry），這可以說是友軍誤射砲火的終極範例：身體會自我攻擊！想像一下，這種混亂隨著時間對你的關節、組織、神經與大腦會造成的附帶損害，以及體內的武裝力量在過程中消耗的能量。我個人認為，一旦我們能在臨床上辨識出更多特定的炎症標誌，那麼困擾著許多人的慢性低度全身性炎症反應症候群，終將會被歸類為自體免疫疾病。

現在，你可能會想知道**如何**在身體裡創造能抑制並控制炎症的環境。我們會講到這一點；不過，我們首先得深入了解，**為什麼**無症狀且令人疲勞的炎症在今日會如此普遍。它和現今的其他故事其實有著同樣的起點：在你的腸道，以及我所謂「根與土壤」的狀態。

能量迷思之二：補充能量的關鍵在於食用消炎食物與香料

有許多病人與我分享，他們開始進行所謂的「消炎飲食」，廚房裡滿是香草與香料、膳食補充劑、大骨湯和膠原蛋白粉等標榜可以減少炎症的東西。當這些病人發現自己的炎症症狀並沒有因此緩解時，總是會感到困惑。他們問我，為什麼自己這麼勤快地吃保養品、煮湯和製作果昔，體內仍然炎症肆虐？

事實上，在對抗慢性炎症的戰爭中，在下午的拿鐵加入薑黃，或是在果昔裡加入生薑，都有點像是想用花園水管撲滅野火：它能平息鄰區一個小角落的火焰，不過周圍土地仍然會被燒毀。如果你有腸漏的問題，再多的粉末與藥水都無法彌補腸壁破洞造成的損害，非常重要的腸壁正在呼救，期待能被「密封和治療」；如此一來，你免疫系統的炎症反應才會自行關閉。

治療腸漏，恢復身體微生物群系的平衡，才是我們需要集中精力平息炎症的方法，而這需要你在營養與生活方式上進行更包容廣泛的全面檢查，不只是單純在飲食中添加些香草與香料就好。坦白說，少有文獻支持這些抗炎物質可以治療腸道。無論如何，你當然可以將這些對健康有益的「額外物質」加進飲食中，但千萬別想光是倚靠它們來阻止炎症發生。

chapter 3 第三章

受損的根部、退化的土壤與後生元的困局

令人震驚的事實是，現在種植面積達數百萬畝的食物（包含水果、蔬菜與穀物），不再含有足夠的特定必需營養，正在讓我們挨餓，無論我們吃了多少。

——美國參議院文件七四—二六四（一九三六年）

當我在美國為醫生講課時，我喜歡用投影片打出上面這句話，但是不放上來源與日期，然後問我的觀眾，他們認為這句話是什麼時候說的。大部分人都猜測是二十一世紀的某個時候，有些人可能會往前猜到一九八〇年，但從來沒有人猜到是一九三六年！

早在八十五年前，我們就已經知道種植食物的土壤是有缺陷的。由於現代農業實踐的結果（包括經常性的使用殺菌劑與集約化單一作物種植），耕作的土壤已經耗盡了原有的營養物質，以及賦予它給予生命特質的複雜微生物生態系統。因此，我們在土壤中種植的植物變得更脆弱、更缺乏適應力、更沒有營養。

這些問題也反映在我們體內的生態。正如土壤的退化

讓食物缺乏重要的營養素，我們的微生物群系與作為其結構性支持的腸道也跟著退化，同時讓身體無法獲得維持健康與能量生產所需的重要原料。

我在寫這一章時，眼前出現一個完美的例子。在我家院子的邊緣，有兩道緊挨著的樹籬，面對相同的方向；每棵樹都能照到等量的陽光，接收同樣的水量。然而，其中一道樹籬結實有生命力，樹葉青翠油亮，另一道則乾枯凋謝，樹葉枯萎掉落，看起來著實可憐。我和妻子想盡一切辦法想扭轉局面，用盡了所能找到的天然土壤改良劑。直到有一天，我把這樹籬當成我的病人來看。**啊哈！**我想到了，**我知道自己忽略了一個顯而易見的事實。我需要看看地底下，檢查一下根部。**果然，經過一番小心翼翼的探查，我發現一群飢餓的地鼠，早已向受災植物鑽去，啃食了它們的地下根。由於根部不斷受到攻擊，可憐的樹籬無法從土壤中吸收養分或足夠的水。此外，它根圈的內建保護機制（根部周圍複雜多樣的細菌群落）已經消失。基本上，樹籬的免疫系統與根部都受到嚴重損害，它不但營養不良，更無法抵禦土壤中共存的病原菌與真菌。

這和你體內發生的事情並沒有太大的不同。在腸道這個看不見的世界裡，有一個錯綜複雜的腸道「根」系，負責吸收營養與產生免疫反應。這個龐大的系統構造精巧，卻也非常容易受到傷害。讓腸道做好工作的先決條件之一，就是讓它的每一個角落與縫隙都被大量健康土壤包圍。沒錯，我說的是土壤！當然，你的腸子裡並沒有**土**，卻有一個非凡的微生物生態系，包括至少一百兆的細菌生活在你的根部周圍，直接為你提供能量與健康。就像我發現樹籬到底發生什麼事一樣，當園丁沒有照顧好根部或土壤，或是讓它們陷入絕望狀態中，植物就會像你一樣，開始枯萎，失去力量，最終衰敗。

在樹籬的例子中，所有事情很快就解決了。一旦把問題找出來，流點汗、挖點土，將一卷鐵絲網深埋土中，再花點力氣用額外的堆肥「重建土壤」，事情就解決了。我打敗了那些煩人的小動物，讓土壤變得肥沃、更有保護作用，樹籬的健康狀況也逐漸好轉。

這個來自植物界的教訓很重要。你與這些植物並沒**那麼**不同，因為你和它們一樣，對於你的「地下」生態系統，即你的土壤，有著百分百的依賴，需要靠它們來成長茁壯。在這一章中，你將學會某種程度上把自己當成植物；你會發現腸道裡有種叫微絨毛（microvilli）的東西，它就像是根狀的突起，能大幅度增加腸壁的表面積。你將學會愛護埋藏著這些微絨毛的土壤：那是由生活在腸道裡的微生物所形成的豐富有機物質，以及與它們混合的適當食物（就稱之為你的護根層），每天都在變化。

腸道夥伴：你土壤裡的超生物體

幾十年來，大多數醫生認為腸道只是一個中空的管子，負責的工作一般，沒有特出之處。它吸收蛋白質、脂肪與碳水化合物，加以消化吸收，然後廢物會從你的臀部排出。順道一提，這種想法助長了「卡路里平衡理論」（calories in = calories out）這種已被否定但仍持續存在的想法，這種理論為「少吃多動」這種無用的減重策略提供了基礎。

我們現在知道的狀況是不一樣的：人體腸胃系統的運作一點也不平常或空洞，它包含了一個欣欣向榮的宇宙，這些物種居住在這個安靜、受保護的家園裡，每天不停工作，確保你的身體能以最佳狀態運轉。這個由數兆微生物（細菌、病毒、酵母、其他真菌、原生動物，甚至蠕蟲）組成的集合，共同構成了你的「全息生物群系」（holobiome，這個字一般會與微生物群系交替使用）。你幾乎不會注意到這些微生物，它們生活在你身體與外界接觸的**所有**地方：不只在你的腸道裡，也在口鼻、皮膚表面與泌尿生殖道裡，如果你是女性，也會在你的陰道與乳腺管裡。有些甚至會占據緊鄰著你體表的空間，在你的身體周圍形成一種無形的雲層！總之，你的全息生物群系總質量約二．三公斤，這讓它成為有些人口中的「虛擬器官」。

你可能會問，為什麼是虛擬的？因為讓人驚訝的是，你體內這個重要的生理部分實際上並不是由你的細胞或基因構成的。它是一個龐大的有機體聚落，具備和你不一樣的遺傳物質，與你的細胞和基因以一種共生關係進行運轉。這讓它們在你的生理層面具有某種神聖的地位。你的全息生物群系擁有大量的微生物種類和菌株，累積的基因組實際上比你自己相對微不足道的人類基因組要大得多，也更為活躍。事實上，你的全息生物群系現在已經被廣泛認為是「第二基因組」，對於體內第一個基因組的工作，有增強與從根本上放大的效果。我將它想像為你隨時可用的「雲端計算機」，它會從你的環境與身體發送和接收訊息，持續處理有關正在發生的事情、正在發生的變化以及生存所需的數據，並把訊息回傳給人體細胞。這聽來雖然奇怪，但是在涉及你的能量和健康時，你的全息生物群系才是大部分真正行動的所在。

在構成全息生物群系的所有微生物中，我們對細菌的了解最多。多虧美國國立衛生研究院進行了旨在了解微生物群系，以及它在健康與疾病中所扮演角色的「人類微生物群系計畫」；我們已經能夠辨識出大約一百**兆**微生物，其中光是細菌就一萬種。這個數量確實龐大！大多數微生物（高達七成）生活在你的腸道內，而我們最了解的微生物則居住在你的大腸。（研究人員之所以能研究大腸的微生物組成，是因為糞便樣本相當容易取得之故。要在位置比大腸還上面的小腸中取得微生物，就不是那麼容易了，這讓它成為下一個尚未完全開拓的新領域。）這些微生物組成的生態系統，通常被稱為「腸道微生物群系」，我們之前已經討論過，腸道微生物群系的健康對**你的**身體健康和能量生產非常重要。

良好的相互依存關係

以你腸道為家的細菌與真菌菌株都需要彼此。它們在一個錯綜複雜的生態系中共存，這個生態系可能比地球上最茂密的雨林還要複雜得多，一個物種的活動支持著另一個物種的活動。當你擁有健康的微生物群系時，對你最有益的菌種就會占據腸壁的大部分空間，依偎著腸壁表面的黏液層。當你的腸道益菌茁壯成長時，就能確保那些可能對你造成傷害的住戶（如念珠菌，以及可能導致嚴重甚至致命感染的困難梭狀芽孢桿菌〔*C. difficile*〕）都會被控制住。你看，微生物群系的細菌或真菌都不是天生就要傷害你的。腸道中的大多數微生物，在系統中確實都有各自的目的與位置。但為了維持良好秩序，最有用的那些應該要「排擠」比較沒用的菌株，讓它們在整個系統中只占據較小的位置。這麼做能確保群落中可能造成問題的成員不會得到強大的立足點，或是綁架你的腸道環境，接管之後造成騷亂。這對於作為「宿主」的你來說，意味著如果你能維持微生物群系需要的環境，這個複雜的微生物生態系就會回報你，好好照顧你。

當你不遵守承諾的時候，就會出問題。讓這個生態系無法取得必須的營養，或是用它不需要的東西轟炸它（例如第一六〇頁的能量干擾物），那些曾經幫助你茁壯成長的小東西就會開始失去它們的力量。即使你的微生物物種比例發生微妙的變化，也會對你的健康造成影響。研究顯示，兩種普遍細菌菌株（厚壁菌〔*Firmicute*〕與擬桿菌〔*Bacteroide*〕）比例的改變，會對新陳代謝產生負面影響，並導致第一型與第二型糖尿病、結腸炎與肥胖的症狀。當你的生態系平衡完全被打破，比較不合意的細菌就會接管，真正的混亂便隨之而來。例如，你的腸道夥伴會製作一種稱為「琥珀酸」（succinate）的代謝產物，它在能量生產中有著關鍵性的角色。當不合意的細菌負責照管時，琥珀酸在某種意義上會跳槽，變得具有破壞性。琥珀酸過量生成，開始變成一種反作用劑，向你的免疫系統發出訊息，讓免疫系統持續在發炎狀態中，同時也促進脂肪儲存。

當你設想有這麼多菌株都在腸道裡互相作用時，就更容易理解為什麼我們這些研究已開發國家健康與能量水準下降的人，在過去幾十年間會對生物群系自然多樣性的崩潰感到憂心忡忡。

（我們的顧慮和那些研究農田與全球食物供應的人類似，因為多樣化與土壤微生物的喪失，都使曾經肥沃的土壤變成「死」土。）我們從所有類型的生態系中了解到，當一個物種被消滅時，另一個物種就會失去生存所需；這種漣漪效應會是毀滅性的。

舉例來說，哈札人以及其他被研究的狩獵—採集者，可以說是最佳微生物群系的表現：他們的內部生態系已被證明具有高度多樣性與「動態」，也就是說，生物群系會隨著環境的變化而改變其組成，例如：因為季節變遷而使得可取得食物不同時，生物群系也會改變。相形之下，一般西方人由於吃了很多加工食品，飲食中缺乏我們的腸道夥伴需要的高纖食物，再加上環境中充斥著化學物質與壓力，這都會讓人體內的微生物群系變得跟沙漠一樣貧乏死寂！

你的腸道夥伴與你：一個愛情故事

你可能已經熟悉人類如何成為微生物群落宿主的共同起源故事。如果不熟的話，我們在這邊快速回顧一下：大約二十億年前，某些細菌被其他生物吞噬，為了交換食物，它們以三磷酸腺苷的形式產生能量。這些被吞噬的細菌後來成了粒線體。真核細胞（所有植物與動物生命的基礎）也是由此而來。

現在讓我們快轉幾十億年，到地球上發展出富含氧氣的大氣層時期。許多細菌都是絕對厭氧菌，也就是說它們無法忍受氧氣。最後，這些細菌搭上我們和其他動物的便車，並做了一個交易。為了換得在我們的大腸裡有一個舒適安全的家（無氧的環境），以及可以取得穩定的營養供應，它們為我們帶來一系列促進健康與長壽的好處。我們與這些微生物的關係，是建立在共生關係之上的。

在微生物群系研究浮上檯面後的短短十年間（在科學界只是毫秒的時間），我們已經發現了大量由腸道微生物群系居中調解的活動。每個活動解釋起來都需要大費脣舌，所以讓我們專注在對你的能量水準和整體健康影響最大的少數功能上。

你可能已經從它們的位置猜測到，這些腸道夥伴在消化功能扮演著重要的角色。其中一個重要的貢獻，是分解消化系統無法獨自消化的食物，包括某些植物纖維。令人難以置信的是，只有微生物才能消化生菜葉和蔬菜中植物細胞的堅硬細胞壁；你的消化酶無法完成這個看似簡單的工作。（如同白蟻需要自己的微生物群系才能消化木頭。）你體內勤勞工作的腸道夥伴也可以幫助你從食物中提取寶貴的能量，以及幫助我們提取和製造維生素，如：K_2、葉酸和B_{12}。他們的活動也會降低腸道的酸鹼值，進而增加鈣、鐵、鎂等必須礦物質的溶解度與吸收。

除了這些令人印象深刻的消化工作，這些微生物還能調節並提供激素製作的基質；代謝胺基酸，例如你從飲食中攝取的色胺酸（tryptophan），藉此製作出血清素（serptonin）這種激素的前導物質，血清素是一種神經傳遞質，能幫助調節情緒和幸福感。更重要的是，你的腸道夥伴可以幫助分解環境汙染物與藥物，不過讓人遺憾的是，由於我們有意無意地攝取了大量的化學物質，它們在這項工作中已經不堪重負。最後，當腸壁上的老舊細胞脫落時，你的腸道夥伴會幫助你從這些細胞中回收蛋白質，讓你的身體能再次將這些蛋白質用來生成組織；這可說是極致效率的表現！

這不過是其中微不足道的部分；但是在這些傢伙所做的所有工作中，最令人印象深刻也最重要的，是製造一種被稱為「後生元」的消化副產物，後生元的功能為在身體系統之間傳遞訊息。後生元就像是微生物群系的簡訊，這些腸道衍生訊息化合物的新興研究相當驚人。後生元會影響你的激素水準、食慾和情緒；影響你的大腦結構、功能與發展；影響你的體重是否增加或減不下來；影響你的睡眠品質以及是否焦慮，還有更嚴重的心理問題；基本上就是人類經驗的全部。

雖然我們對於全息生物群系如何引導身體活動只有非常表面的了解，但我們現在知道，我們的腸道夥伴會藉由它們製造的化合物，包括後生元在內，不斷地與細胞分享各種關鍵數據，甚至向你體內生產能量的粒線體發出指令。

重要的是，你的腸道夥伴也會影響細胞遺傳物質的表達。我們從新興的表觀遺傳學了解到，遺傳密碼並不是我們的命運。事實上，我們的基因受環境影響很大，這意味著我們對自己體內能帶來健康或疾病的基因是否會被開啟，擁有一定的控制權。這種遺傳表達的絕大部分是受到微生物群系產生的訊息所控制，而且它們發出的訊息量非常大，真的讓人難以置信。我一位從事微生物群系研究的同事最近分享，他們在他的公司 Gusto Global 使用一台超級電腦去追蹤糞便樣本中微生物的活動，光是這個就足夠讓你昏頭。在涉及偵測哪些微生物正在製造哪些訊號，以及哪些基因會因此被開啟和關閉時，你需要超高級別的數學和非凡的處理能力。這項工作的複雜性堪比探索外太空。

我們對於體內從微生物群系到基因的隱形數據共享仍不了解，還處在「破解密碼」的早期階段。不過我們的確知道，當微生物群系受到破壞，會喪失處理能力，訊號會被擾亂，就製造不出必需化合物，這也就是疲勞、疾病與老化的起點。而這種隱蔽性損害的起點，正是我們吸收燃料的地方，也是能量經常流失的地方——你的根部與土壤。

回歸根源

凱莎（Keesha）第一次來找我看病時，想知道自己為什麼會這麼累。她認為自己是個很認真的純素食者，對自己的飲食非常注意，不會食用盒裝或罐頭食品，每天以新鮮食材煮食，然而二十多歲的她，看起來和感覺上都像是五十多歲的婦人：比自己希望的還要瘦，而且皮膚暗沉，頭髮毛躁。她的血液檢查顯示她有炎症、腸漏與甲狀腺功能低下。難怪她會覺得精疲力竭，因為凱莎的腸道就如今天大多數人的腸道一樣，失火了。

你應該還記得上一章的內容，全身發炎的主要驅動因子之一，就是腸漏。由於炎症耗損的能量非常多，所以能量悖論計畫的一大重點，就是修復與治療腸壁，加強容易受傷的地方；如此一來，才能保護自己不受害人精的侵犯。堅固的腸壁讓許可的物質，如：食物分子、微生物信號與水等，得以穿過其邊界進入你的循環系統，但是會把不需要的、可能啟動免疫系統進入攻擊模式的物質阻擋在外。換句話說，它讓細胞用作燃料（與生長、修復和製造組織）的營養物質進入，同時阻擋任何會引發炎症與疲勞的東西。它是個進入點，也是保護屏障，你也可以說它是最終的海關檢查站，所有即將入境的人員在越過邊境之前，都要在這裡接受評估。

這就是所謂的「根」起作用之處。腸道內壁，和平坦光滑的動脈內壁不同，其獨特的表面有許多細小的指狀突出（嚴格來說稱為「絨毛」），這些指狀突出本身又覆滿了超級細的絲狀構造（微絨毛），這些絨毛突出在你腸道「充滿土壤」的黑暗腔室裡（記住，在這個脈絡下，土壤是腸道的內容物，指通過的食物加上居住在那裡的豐富微生物），目的在於大幅度增加腸道的主要吸收面積。你的微絨毛在小腸的前六公尺最明顯，大部分食物的吸收都發生在這裡。你可以把它們想像成一九七〇年代流行的粗毛地毯，微絨毛就像地毯上一縷縷的粗毛一樣突出於腸壁上。腸道的最後一．五公尺左右（大腸，又稱結腸，此處的食物吸收較少，主要為吸收水分），突出結構變得不那麼明顯，更像絨毛地毯。在某種意義上，你有一個七．五公尺長的根系，其表面積大約相當於一**整個網球場**。

每條「根」或絨毛的底部都有一個小小的隱窩，裡面有非常特別的東西：腸道幹細胞。這些腸道幹細胞在需要時，可以和少數有用微生物一起增殖新的腸道內壁細胞。這為什麼值得注意？這樣說好了，腸壁組織的更替非常快（整個腸壁每週都會自我再生），當一個細胞死亡並需要替換時，隱窩裡的一個幹細胞就會和其他細胞分開，「爬上」微絨毛。你的腸壁會再生、會生長。

這些幹細胞對於維生素D異常敏感，維生素D會刺激它們主動轉化為腸壁細胞。足量維生素D_3（這種維生素D來自皮膚晒太陽而產生，也可以從一些動物來源以及補充劑形式獲得）有一種幾乎可說是逆轉疲勞的超能力，這一點總讓我感到驚訝；它當然對自體免疫疾病患者有奇效，這些人第一次來看診時**總是**缺乏這種維生素。嗯，改善自體免疫力、改善一般疲勞——這是否因為維生素D_3有助於腸漏的癒合，進而能平息炎症戰爭？我相信是這樣，而我的研究也顯示很有可能是這樣。因此，補充足量的維生素D_3便成為能量悖論計畫的一個關鍵組成。

站住！誰去那裡？

現在讓我們進一步放大觀察倍率，深入探討。這些微絨毛「根」的整個表面覆蓋著一層**腸上皮細胞**(enterocyte)，是構成腸壁的單位，食物分子透過這些細胞被吸收到循環系統中。由於你的腸壁只有一個細胞的厚度，每一個腸上皮細胞都會以名叫「緊密連結」的結構與相鄰細胞結合，這個結構基本上將細胞「鎖」在一起，如此一來就不會有不適當的東西（例如：病原體、你吞下的有害化學物質、大分子蛋白質、行為異常的微生物群系成員等）未經允許就從腸上皮細胞之間溜過去。如果緊密連結的強度減弱，牆體變得通透，就得小心了！

外來物質穿過後，會遭受一個討厭的驚喜：散布在內襯中的免疫細胞（它們實際上在緊鄰表面處形成一層組織）會迅速行動起來。這就是前面提到過、駐紮在你腸道中令人印象深刻的**七成**免疫系統。它包括T細胞與調節T細胞、自然殺手細胞、巨噬細胞與B細胞，其中許多細胞都安裝了類似條碼掃描器的類鐸受體。還記得我說過這些細胞對自己的工作很認真嗎？它們只要一感覺到有外來者想擠過腸壁，很快就會發出警報。

讓我們回到炎症的第二個「L」，即凝集素，來看看為什麼即使是看似健康的天然健康食品飲食也會造成腸漏與過度活躍的免疫反應，以及為什麼為了腸道夥伴而選擇正確的飲食和生活方式，會造成如此大的影響。凝集素存在於大多數穀物、豆類，以及一些蔬果的皮和種子中的黏性蛋白質；它具有一種不可思議的能力，會觸發腸道細胞生產一種名叫**解連蛋白**（zonnulin）的蛋白質。解連蛋白會進一步打開一個開關，將腸上皮細胞之間的緊密連結打破，造成腸漏。這等於是為凝集素、活細菌等有害物質「打開大門」，讓它們通過邊界，產生炎症。凝集素只有穿過四道防線之後才能做到這一點：口腔唾液與黏液、胃酸、微生物群系中能夠分解並吃掉它們的腸道夥伴，以及腸壁內襯上應該能將凝集素黏住的腸道黏液；這些都能阻止解連蛋白的活化。你的黏液愈稠，身體就愈能遏制並捕獲飲食中的凝集素。這也是為什麼腸道健康狀況良好的人，攝入這些凝集素可能不會有太大問題。

緊密黏稠的黏液還有另一個好處；除了防止解連蛋白活化外，它還會讓製作**抗炎副產品**（後生元）的腸道細菌聚集到靠近腸壁的地方，形成一個更平靜、炎症更少的腸道環境。那麼，能幫助腸道細胞分泌大量黏液的東西是什麼呢？一種名叫艾克曼嗜黏蛋白菌（Akkermansia. Muciniphila，簡稱Akk菌）的腸道夥伴。你可以將腸道黏膜當成一道非常複雜的防火牆系統。在一個完美的根土共生的例子中，蓬勃的健康腸道生態可以幫助你製造更多黏液，還能反過來幫助你的根與土共存並保持強大。

不幸的是，如今充斥著全穀物與含凝集素食品的飲食（這些食物並未經過適當製備以降低其危害），迫使這種保護性黏膜超時工作，拚了命要把凝集素黏住。當黏液分泌跟不上飲食需求時，黏液層就會變稀變少，使腸壁變得脆弱，導致緊密連結破碎與更多的炎症。再加上大多數現代人攝入的化學物質大雜燴，從殺蟲劑到非處方非類固醇抗發炎藥（NSAID）如布洛芬（ibuprofen），這些也會破壞腸壁，我們許多人早就掌握了腸漏的配方。

如果你和凱莎與我許多悟性高的病人一樣，可能對於如：麥食、燕麥與豆類等可能造成腸漏與伴隨之炎症疲勞的傳統食物感到猶豫。正如我對凱莎說的，儘管不公平，但保護她祖先不受凝集素影響的完整防禦系統，早就因為我們的現代飲食與生活方式所帶來的持續攻擊給削弱了；不過，有個方法可以幫助我們找回失去的東西。凱莎開始採用無凝集素飲食，修復她的腸壁與微生物群系之後，經歷了一場非常大的轉變。在幾個月內，她的精力回來了，隨著腸道吸收改善，她恢復健康的體重，儘管不得不放棄一些她喜歡的食物，她獲得和其他病人相同的感受：「感覺從沒這麼棒過！」

好了，如果你想知道這些關於微生物與黏液覆蓋的根部的討論，到底與我們疲勞症和炎症的流行有什麼關係，答案是：很多。

你的腸道夥伴與你的免疫系統：前線的盟友

微生物生態系的多樣性，在免疫健康上扮演著非常重要的角色。多樣化與動態的腸道微生物群系應包含多種菌株，它們可以訓練免疫系統，不僅要容忍生活在腸壁附近的微生物「外來者」，也要信任它們針對外界情況發出的信號與訊息。（記住，它們是你的雲端數據，能即時發送有關環境變化與可能危險的訊息。）相對地，如果這些微生物群系的平衡，因為你的飲食、生活方式與壓力，而傾向比較無益於健康的菌株，那麼這種溝通就會被蓋過。白血球與巨噬細胞上的類鐸受體感受到這些有害微生物的存在，於是，一場導致炎症的戰鬥就開始了。

如果你的黏膜很薄、腸道已經有通透性，此時就會遭受雙重打擊：你的免疫細胞偵測到外來入侵者，派兵到牆邊，而在試圖殺死入侵者的過程中，它們同時也會殺死你自己的細胞。這使得腸道變得更脆弱，通透性**更甚**，意味著**更多**炎性微生物粒子（脂多醣），甚至是活細菌與真菌，都可以透過循環系統抵達遠處的器官，激起全身各處的炎症。這些逃逸的微生物會進入你的脂肪組織，造成發炎，進而讓你的身體堆積更多脂肪；進入你的肝臟與心臟，造成脂肪肝和各種心肌症等問題；甚至進入你的大腦，造成認知障礙。一個簡單的腸道細菌改變，就能將你從一個平和寧靜且精力充沛的狀態，轉變成一場全面開展、完全讓人耗盡心力的森林大火，真的是很了不起！

這並不足為奇，因為它們過的是「臉貼臉」般的生活，你的腸道夥伴與免疫系統處於一種隨時共舞的狀態。腸道夥伴訓練免疫細胞在面對外來物質，甚至面對微生物本身時，該如何做出反應。（用專業術語來說，這被稱為決定免疫反應「基調」。）反過來，免疫系統藉由培養多樣性和選擇它想要忍受及不能忍受的細菌，來幫助促進一個穩定的微生物群系，儘管這些帶有外來遺傳物質的微生物全都不是「你」的一部分。這支舞從你出生開始就在跳了，開始的時間甚至可以從你在子宮裡時算起。你的微生物群系實際上對於你免疫細胞本身的**發展**做出貢獻。即使在胎兒時期，你的微生物群系就在指導你正在發展的免疫系統。對於通過母親產道進入世界並喝母乳長大的人來說，母親的微生物能幫助微調嬰兒免疫細胞，面對從樹木花粉、其他過敏原，再到病毒等潛在威脅的反應方式。你的微生物群系在逐漸成熟的過程中，也在教導你的免疫系統，如此一來，免疫系統就不會動不動就開火，並學會保持冷靜。

如果將這些點一個一個連起來，此刻你可能會恍然大悟：是的，這就是為何要鼓勵親餵母奶的原因。母乳中含有大量細菌與真菌，加上它充滿嬰兒腸道夥伴賴以成長茁壯的醣類。這就是為什麼一直到最近，都不會勸阻小孩子玩泥巴和從地上撿零食的原因；因為人類生命的前三年是腸道免疫系統受教育的重要時期，來自自然界的投注愈多愈好。隨著時間推移，這種學習一點一點持續下去，直到形成一個巨大的免疫系統檔案，能辨別好壞為止。

這種教育與建檔方式是理想狀態。你多樣化且蓬勃發展的微生物群系，想要持續與免疫系統及粒線體溝通，這種雙向對話被稱為「跨界溝通」（trans-kingdom communication）。只是在現今，我們的信號經常被擾亂。由於微生物群系干擾和腸壁受損的雙重影響，以及我們進入世界和度過早期童年的方式改變，這些訊息並不能以應有的方式發送或接收。溝通不良的狀況正在發生！由於微生物群系製造抗炎信號的能力減弱，你的免疫系統收到太多的「攻擊」訊息，而沒有足夠的「解除戒備」命令。（這種不良溝通所造成的不幸例子，包含近年來對花生與蜜蜂螫傷過敏的人大幅增加。）更糟糕的是，你混亂的免疫系統可能開始攻擊它賴以生產能量的東西：你的粒線體；我們稍後會討論到這一點。怎麼會這樣呢？嗯，請記住，你的粒線體是古老的細菌。亢奮的免疫系統在遇到細菌發動攻擊時，並不會先詢問它們的身分。

修剪過的根系：通往疲憊的必經之路

當你的腸壁持續發炎時會嚴重受損，以至於根部會遭到修剪。這個比喻比聽起來還真實。當炎症肆虐時，突出於腸壁的絨毛會發育不良，這將大大減少腸道可用來吸收蛋白質、醣類、脂肪酸、礦物質與維生素的表面積，而這些東西都是能量生產系統所需的原料。好了，你的身體夠聰明；它會從你的肌肉偷取蛋白質來滿足這個需求。但是當這種情況變成常態時，它就會消耗你的肌肉組織，造成肌肉萎縮——這並不是你想要的那種「瘦」。這種肌肉萎縮與完全精疲力竭的狀況，往往出現在患有乳糜瀉與發炎性腸道疾病，例如克隆氏症（Crohn's disease）的患者身上，而這一切都是腸道主要吸收表面的損傷所造成的。

如果你的疲憊感還伴有肌肉量流失或不明原因的體重下降等症狀，就一定得去看醫生，因為你可能有嚴重的腸道疾病。好消息是，在過去二十年間，我曾經用我的悖論計畫治療過許多有這類問題的病人，讓我很高興的是，九成四的病人都康復了。他們的根部痊癒，身體開始吸收營養，肌肉得以倖免於難，精力也恢復了。這證明身體自我修復的能力，完全就是希波克拉底所謂「綠色的生命力能量」在運轉的成果。因此，如果你是一個被告知你的蛋白質含量低，或是肌肉正在萎縮的老年人，又或者你是體重正在下降而被告知要多吃蛋白質的年輕人，我要告訴你一個消息：你不需要更多蛋白質，你需要長出一些新的根，並停止破壞你原有的根！

纖維的悖論

我們體內大約二．三公斤的益生菌就跟我們一樣需要進食，而它們最喜歡吃的東西是**益菌生**（prebiotic）。腸道夥伴會替你把這些東西做成「堆肥」，並在過程中製造出特殊種類的脂肪酸，而且我們現在慢慢發現，在過程中產生的氣體，能將訊息從你的微生物群系傳給細胞，以及細胞裡的粒線體。雖然在這個時代大家都聽過益生菌，但是實際上更該受到關注應該是另外兩個「P」，因為益生菌如果沒有得到它們需要的益菌生，製造出這些異常重要的化合物的話，益生菌本身並不能為你帶來什麼好處。

那麼，這些能為益生菌的生產提供燃料的重要益菌生的最佳來源是什麼呢？一句話：纖維。我發現這種營養素在美國人的飲食中受到嚴重忽略，我的大部分病人甚至不知道自己每天攝入多少纖維。哎呀，很多人甚至不知道哪些食物含有纖維！

「纖維」一詞包括許多種複雜的碳水化合物，包括：抗性澱粉與其他不可消化、「抗拒」在小腸中被分解的醣類。小腸具備能消化**簡單**澱粉（由大量醣分子串成的長鏈）的消化酶，但缺乏分解抗性澱粉**聚合物**的酶，這類聚合物由複雜且緊密結合的醣分子或完整的細胞壁構成，也可能兩者皆具；因此，這種纖維會在相對毫髮無損的狀況下通過。當你吃下「不可消化」的碳水化合物時，你通常會隨餐一起吃下可消化的蛋白質、脂肪和單醣。來自生菜沙拉、德國酸菜或蘆筍中不可消化的植物纖維，會減緩其他食物通過腸道的速度，使單醣的吸收保持漸進與穩定，如此一來，你的身體和更重要、負責能量製造的粒線體，就能夠以緩慢且穩定的方式吸收營養物質。最後，隨著被消化食物的成分進入血液，提供細胞能量，剩餘的纖維會繼續進入大腸，而其中一個稱為**可溶性纖維**的小組，就會與它的製造者，即微生物群系相遇。

現在，這裡有個稍微讓人震驚的統計數字。我們狩獵—採集者祖先的飲食中，**每天**攝取的纖維量約為一百五十公克，而一般現代美國人的日常飲食約含二十至二十五公克的纖維。即使有些人的蔬菜與植物攝取量相當高，但往往也只在六十公克之譜；尤其如果正在進行生酮飲食，你可能幾乎不會攝入任何纖維。我們生活在一個纖維不足的時代，我們吃的纖維愈少，病得也愈重，反之亦然。當你的腸道夥伴吃不到它們需要的食物，無法製造抗炎、產生能量的信號分子（後生元）的時候，就很可能會發生嚴重的炎症與疲憊感。而當你在一天工作結束後感到疲憊不堪時，一包洋芋片的誘惑力，遠比從沙發上站起來為自己做一份生菜沙拉來得更高。

「好的，醫生，我知道了。」你可能在想：「我會吃更多纖維！我會買一些高纖麥片或烤一批麥麩馬芬，把這個問題解決掉。」嗯，雖然我很高興你願意支持你的腸道夥伴，做出一些飲食改變，但是這些改變恐怕是完全錯誤的。

當你吃麥麩纖維麥片或麥麩馬芬時，其實並沒有以我描述的方式餵養微生物群系，因此並未獲得你可能以為的健康益處。事實上，整整一代人從小就被灌輸著全穀物早餐「很健康」的觀念，而這是建立在對纖維運作方式的根本誤解（或謊言？）之上。這說來話長，但在這裡只需說，纖維科學家過分強調**全穀物**纖維的重要性，卻沒有意識到它們充滿凝集素的負面影響。以穀物為基礎的食品系統就是以這個概念為基礎在運作，結果你看：長期存在的誤解，催生了以雜糧麵包、高纖麥麩、高纖營養棒等大規模營利的產業。

在此同時，在過去二十五年間，纖維科學領域有了長足的進展。我們現在知道，富含纖維的飲食才是均衡且能促進能量的，而且這些纖維應該充滿來自菜葉、莖、塊莖與根的可溶性與**不可溶性纖維**，而不是穀物的外殼。這些纖維能接觸你腸道微生物群系中的成員，被**它們**吃掉。由於纖維類型相當多種，先讓我們簡化這個主題，這樣就可以把益菌生加到你的飲食中，就像一個好園丁。我希望你能自在地使用複合護根物，來處理你的土壤。

我們可以大致把纖維分成兩類：可溶性纖維（能溶於水）與不可溶性纖維（不溶於水，如：麥麩）。可溶性纖維可以在腸道細菌的作用下發酵，藉此製造能量，讓它們能繁殖並製造後生元。有些不可溶性纖維，如：纖維素，也可以是腸道細菌的食物，這也就是為什麼實踐富含蔬果的飲食，是一個能提升健康與能量的重要目標，因為大部分植物性食物都含有不同比例的可溶性纖維與不可溶性纖維。但其他類型的不可溶性纖維，如：小麥麩，則對腸壁有強烈的刺激作用。也難怪它會促進排便！

說到可溶性纖維，你可能已經知道有些水果是很好的來源，如：脆梨（脆而不過熟，果糖含量比較低）與酪梨。然而，有些可溶性纖維**更有益**於發酵，是腸道細菌非常喜歡的纖維，如：菊糖（inulin）、低聚果糖（oligofructose）與寡果糖（FOS），以及其餘聚果糖。你可以在菊芋（Jerusalem artichoke）、菊苣根（chicory root）、洋蔥、韭蔥、大蒜、青香蕉、蒲公英根與蘆筍中找到這些纖維。菊糖是科學家研究得最透徹的益菌生纖維之一，它存在於數千種植物中，如：菊苣根與菊苣家族的蔬菜，其中有許多都是我們祖先狩獵—採集自助餐的一部分。事實上，研究墨西哥北部乾燥洞穴沉積物的研究人員估計，早期人類攝入的纖維有多達一百三十五公克，主要是來自沙漠植物所含有的菊糖。聽起來對他們的腸道夥伴絕對是場盛宴。然而，在今日的飲食中，菊糖頂多只占你每天纖維攝入量的幾公克。

與菊糖相鄰的纖維類別是抗性澱粉，它存在於你可能已經熟悉的食物中，如：小米、歐洲蘿蔔（parsnip，又稱歐防風）、蕪菁、地瓜與山藥、青木瓜與蕪菁甘藍、以及綠大蕉（green plantain）、木薯、豆薯、芋頭與油莎草塊莖（tiger nut，又稱虎堅果）。（小常識：煮熟的澱粉在冷藏後重新加熱，比剛出爐或剛煮好時含有更多的抗性澱粉。）你應該記得，抗性澱粉對小腸的消化酶具有一部分的「抵抗性」，能相對完整地進入結腸。由於那裡是無氧環境，抗性澱粉會透過發酵來分解。喜歡啤酒和葡萄酒的人可能知道，發酵是一種厭氧過程，稱為「醣分解」，會使用糖或胺基酸來生成三磷酸腺苷。當你吃下抗性澱粉時，同樣的事情也會發生在腸道裡；當你的益生菌發酵澱粉時，會產生能量，提供它們複製的燃料，這能夠增加它們的多樣性與豐富性，然後反過來又可以產生更多的後生元。

當你吃的是低纖維飲食（滿是精製碳水化合物、不含天然纖維的飲食，或是脂肪與蛋白質含量比植物高出許多的飲食），大部分醣類、脂肪與蛋白質的吸收發生在上游，也就是小腸的前段。這會造成問題，主要原因有三：

首先，這些食物幾乎立即被小腸吸收——你的身體不需要做任何實際的工作來消化它們。這意味著你在消化過程中消耗的熱量，不如吃高纖維食物來得多，而高纖維食物需要消耗能量才能分解（消化過程中消耗的能量有個很奇怪的名字：**餐後產熱反應**〔postprandial thermogenic response〕）。由於失去了消化時燃燒卡路里的好處，你的卡路里淨攝取量增加了，你的腰圍和體重也會增加。你可以這樣想：你的食物經過愈多加工手續，把它分解成可吸收分子的「工作」就愈少，你吸收的淨熱量就愈多。哎呀！

其次，這一餐吃下的精緻食物導致能量「高峰期」，你的能量工廠（粒線體），一下子獲得太多醣類、脂肪與蛋白質。這會大幅度削減粒線體有效和安全處理燃料來源的能力，而且這也是現代粒線體功能障礙的核心，同時是疲勞與胰島素阻抗的關鍵，儘管這一點很少受到討論。我們會在下一章更深入探討這個問題。

最後，正如你可能已經推論出來的，缺乏纖維的飲食讓你下游大腸的腸道細菌（你土壤中具有驚人處理能力的超級有機體）無法取得所需原料，因而無法完成領航的重要工作。這個看似微不足道的問題會造成巨大的影響。在西方世界，加工食品與速食逐漸取代天然食品，我們的腸道微生物也開始挨餓。事實上，新研究顯示，我們感覺到的飢餓感實際上可能源自於腸道微生物，它們向大腦發出自己需要進食的訊號！我們基本上正在讓維持健康所需的重要「虛擬器官」挨餓，而我們則因此付出了慢性病與長期體力不濟的代價。

當你攝入適量纖維時，你自己會感覺得到。我的好友兼同事泰瑞．沃爾斯（Terry Wahls）醫師藉由遵循每日飲食包括九杯蔬菜在內的綜合飲食方案，逆轉了她的多發性硬化症，她表示當吃下大量纖維時，下游產生大量糞便的現象是很正常的。這種排便量來自在腸道內生長、以纖維的醣類為食的大量細菌。如果你已經過渡到富含植物的高纖維飲食，你可能已經親身經歷了這個現象：你可能會對自己的排便量突然大幅增加感到驚訝。然而，你不需要因此感到慌亂，這個現象說明你的腸道夥伴吃得很好，複製出龐大數量，而且在過程中也為你的身體製造出強大的後生元化合物，現在它們的工作已經完成，所以這個世代的細菌就被排出。

如果光是視覺效果還無法讓你動搖，那麼你可以仔細想想：你每攝取四百五十克纖維，就會產生一百三十五克的新細菌。也就是說，如果你吃對了食物，你吞下的潛在熱量中，有三分之一會被用來替代你餵養它們。這就像你多吃了三成的食物，卻沒有增加任何的體重！更重要的是，作為餵養它們的交換條件，你將體驗到腸道健康與整體能量水準的大幅度改善，因為它們產生的許多後生元化合物將有助於治癒腸道，並促進粒線體健康。

沒錯，它們會幫助處處漏洞的腸壁增殖強壯的新細胞，進而減少炎症，減少疲勞……這些都來自於適當餵養你的腸道夥伴。在繼續講下去之前，再提最後一個想法。你知道阿特金斯（Atkins）飲食法、生酮飲食與全肉食飲食法，最常見的問題是什麼嗎？如果你猜到便祕，你是對的。沒有「食物」餵養腸道夥伴，就沒有新的腸道夥伴寶寶。按照我的計畫，你會發現其中的兩個好處，是驚人的排便量與更多的能量！這將使你的步伐充滿活力！

那麼，當你餵食腸道細菌它們渴望的食物，並創造一個讓它們能蓬勃發展的家園時，會發生什麼事呢？它們會肩負起發「簡訊」這個至關重要的工作，向身體發出打開與關閉各種活動的訊號。這些後生元訊息有很多形式（我相信比我們目前所知還多得多）。為了讓事情相對簡單，我們可以將它們分成已知對你的能量和健康影響最大的兩類：已被充分研究的短鏈脂肪酸，以及新發現的氣體傳遞物質（又稱氣體傳訊者〔gasmessenger〕）。

短鏈脂肪酸：有治療功用且能提供能量的短鏈脂肪酸

短鏈脂肪酸簡稱「SCFA」，是後生元中的超級明星。你的腸道細菌會製造三種短鏈脂肪酸，但在能量生產方面，最重要的是「丁酸鹽」（butyrate），它對你全身能量生產的貢獻大約在一成。丁酸鹽對腸道內的能量生產尤其重要；事實上，你的大腸細胞就是以丁酸鹽作為主要燃料來源。它們就是靠這個東西維生！

此外，在你微生物群系與免疫系統的「貼面舞」中，**丁酸鹽**是驅動抗炎激素產生的關鍵信號器。這種脂肪酸的安撫訊息會直接傳給腸道的巨噬細胞，確保它們不會將腸道中的好菌誤認為敵人。更重要的是，丁酸鹽還可以幫助調節細胞生長、分化的功能，這有助於防止大腸細胞癌變。此外，短鏈脂肪酸不足已被證明在肥胖、代謝症候群及腸道疾病（如：大腸炎與克隆氏症）和某些癌症類型的發展扮演重要角色。

此外，腸道沒用完的丁酸鹽會進入你的淋巴系統與血液中，循環到所有細胞，附著在細胞膜上，藉此傳遞訊息。然後，會繼續深入細胞內部，到達粒線體膜，在那裡將訊息傳遞給能量生產者，讓它們知道下頭的引擎室狀況很好，因此「請繼續生產能量！」這種後生元交叉對話（cross talk）也可以對你的基因下指示，並向全身系統提供即時更新。你的身體設計精良，如果它**沒有**收到這些重中的後生元訊息，在找出原因之前，它就會覺得可能出了問題，會以減少能量生產作為一種預防措施。這有點像看到故障燈亮起，顯示汽車油路出了問題。此時，你不會把油門踩到底，而是會減緩速度，節省汽油。

踩著油門以獲得更多能量

有一個悖論你可能沒預期會在這本書中看到：肚子裡的氣體有益於你的健康。在你生活的大部分時間裡，你很可能竭盡全力避免放屁，或是因為放屁而面紅耳赤。也許你甚至曾經受脹氣之苦，這是腸躁症候群與小腸菌叢過度生長等疾病的常見症狀。然而，腸道氣體在我們文化中的壞名聲並非完全應得的。新研究顯示，適量生產的後生元氣體在人體內扮演著許多重要的角色，包括充當第二組強大的訊號傳導劑，功能類似於短鏈脂肪酸。如此一來，後生元氣體無形中就影響著你無數的身體功能，包括：你的炎症水準、大腦思維清晰度與粒線體能量生產。雖然討論排氣這件事被認為是不禮貌的，但就你的能量而言，氣體傳遞物質可能遠比短鏈脂肪酸更重要。所以，讓我們把這個問題說清楚，好嗎？

氮氣與二氧化碳是人體內最豐富的腸道氣體；主要來源是你吞入的空氣，所以我們大多數受「脹氣」所苦的人，其實都是在講話和呼吸時吞入空氣。然而，有些氣體是細菌發酵產生的，例如：氫氣、甲烷、硫化氫，以及二氧化碳。這些氣體最近才加入以一氧化氮為首的氣體傳遞物質聯盟。一氧化氮是最早被「發現」的氣體傳遞物質，它不只是一種血管擴張劑，也是微生物群系用來影響身體一系列功能的訊號分子。這個突破性的發現在一九九八年獲得諾貝爾獎肯定。誰曾想過你的氣體值得這樣一個獎項？

好吧，所以你製造了一些氣體，放了一個讓人尷尬的屁，聞起來像是臭雞蛋（那是硫化氫），或是你像牛一樣貢獻了溫室氣體（那是甲烷），你可能會想，這沒什麼大不了，這只是消化的成本。但是，這些由微生物群系產生的氣體，原來**持續地**向你體內的細胞發出訊號，這可是**大事情**哪！舉例來說，一氧化氮的信號功能，不只得到諾貝爾獎的認可，實際上它還在二〇一九年得到更大的榮譽，研究人員聲稱它是一個至今未被認可的複雜系統，「以**化學語言**溝通並控制著宿主的遺傳物質」。為何此事令人印象深刻？因為對氣候產生負面影響而備受責難的甲烷，既是粒線體功能正常運作的關鍵，也是發炎反應的重要調節劑。腸道製造的氣體傳遞物質，在你的內在生態系統中有著令人難以置信的重要作用，它們是「跨界」或跨物種交流的主要語言；換句話說，它們在你微生物群系的細菌與身體細胞之間扮演著「交叉對話」或「操作系統」的角色。

氣體超載

不可否認的是，腸躁症候群與小腸菌叢過度生長之類的疾病，會因為腸道內聚積過量氣體而造成明顯不適。只要你長期感到腹脹與疼痛，就會失去幹勁。因此，才會出現所謂的「反排氣仇殺」（anti-gas vendetta），整個運動與所有相關書籍，都致力於從飲食中消除任何可發酵的醣類以緩解不適（舉兩個例子：著名的消化道痊癒飲食法和特殊碳水化合物飲食法）。有人甚至認為，麩質不耐症並不是因為麩質蛋白家族打開腸道的緊密連結而促發炎症，而是由穀物中的可發酵性寡醣、雙醣、單醣以及多元醇等造成。

我的許多病人在第一次來看診時，就已經或正在進行這些飲食法，有些人因為這些方案而得到某些症狀的改善。不過，我要說的是，雖然各種醣類的細菌發酵（更可能是由念珠菌之類的酵母菌進行發酵）確實會產生氣體，有些氣體會讓腸道膨脹，導致腹脹、疼痛與痙攣，這卻不是在飲食中去掉所有產氣食物的理由。能量悖論計畫要做的，是向你的腸道夥伴提供適量且正確的纖維，讓它們適量製造這些極其重要的氣體傳遞物質。

氣體傳遞物質存在一個「最佳位置」，不會太多，也不會太少，「恰到好處」。（也就是所謂遵循「激效反應曲線」；我們將在第六章更深入介紹激效反應〔hormetic curve〕。）在執業多年的過程中，我發現即使當病人來找我時被診斷出腸躁症候群、小腸菌叢過度生長、念珠菌感染，以及慢性疲勞，一旦我們處理他們的飲食問題，給予微生物群系正確的食物與纖維，只要遵照我的悖論計畫，這些症狀幾乎總能迎刃而解。

講到你的能量方程式時，有三種最重要的氣體傳遞物質是由腸道細菌製造。第一個是氫氣，宇宙中最小的分子，它可以迅速穿過腸壁，擴散到細胞裡，在那裡對付被稱為氧化劑的破壞分子。我們現在知道，氫氣是由許多腸道微生物產生的，而且在過去十年中，我們發現氫氣既是一種強大的抗氧化劑，也是一種信號分子。雖然氫氣的過度堆積可能讓你感到腹痛，不過在達到最佳位置時，氫氣會活化 Nrf2-Keap1 的途徑，這個途徑負責調節數百種涉及抗氧化與解毒這兩個重要過程的保護性蛋白質與酶。此外，氫氣還可以藉由下調另一個路徑來「降低」炎症。減少炎症等於減少浪費能量，也等於為你提供更多能量！看吧，我之前就說過，你體內的氣體應得到更多尊重。

氫氣也可以用作治療劑，尤其是施用於飲用水時。如果你聽過「氫水」這個新趨勢，或是曾聽過我以它為主題的 podcast，或是你曾經在哪裡看過，納悶這是否只是一種銷售昂貴「一氧化二氫」的新方法，我可以告訴你，這東西絕對不是噱頭。氫水已被證明可以藉由去除活性氧類來減少細胞內部發生的破壞性壓力（稱為**氧化壓力**），它還會產生連鎖反應，如：減少肥胖、代謝症候群與帕金森氏症的症狀。帕金森氏症患者的微生物群系中能製造氫氣的細菌特別少，這個現象顯示腸道中產生的氫氣，可能對預防這種可怕的神經退化性疾病有所影響。等等，再讀一遍：帕金森氏症患者所擁有能製造氫氣的細菌種類比正常人少。他們的大腦收不到做好工作所需的訊號數據？或是它們被剝奪了成長茁壯所需的保護性抗氧化劑？還是兩者兼有之？證據顯示兩者都有。該是時候，來一次真正的「腸道檢查」了，對嗎？事實上，超過一千五百項研究顯示，氫氣可以緩解疾病，同時改善許多病理狀態的治療成果。

在一組腸道細菌製造氫氣以後，另一組微生物會將氫氣轉化為其他氣體，例如硫化氫與甲烷，這個過程被稱為「交互飼養」。在這種情況下，硫（部分來自十字花科蔬菜）與氫氣交互飼養，製造出更多氣體信使。這是生態系相互依賴性的完美例子：腸道中的不同菌株會互相取食對方的殘餘物，並藉由這個過程促進包括你在內的整個生態系的健康。

硫化氫通常不會是讓你想歡呼雀躍的東西，畢竟世人很早就知道，這種聞起來像「臭雞蛋」的氣體是劇毒。十七世紀德國科學家首次發現這種氣體時，一般相信它是從下水道系統散發出來的，而困擾著下水道工人的發炎性眼疾就是因它而起。雖然組織中大量聚積硫化氫絕對**是**有毒且有害的，而且還會損害到粒線體及其能量生產，但我們不知道的是，在適量的情況下，硫化氫不但**不具**毒性，還對細胞功能有著不可或缺的重要性。此外，我們現在也知道，硫化氫有助於維持腸道黏液層的完整，可幫助防止腸漏。

硫化氫也是一種神經傳導物質，可以幫助大腦學習、增進記憶；同時進一步防止神經退化性疾病。（事實上，所有主要的氣體傳遞物質，都能促進神經元之間的交流，讓大腦功能保持敏銳。）除了補腦之外，硫化氫似乎在心血管健康方面也有重要作用，它可以預防高膽固醇與高血壓。有趣的是，錯誤的飲食會抵消這種保護作用，高脂肪飲食已被證明會減少硫化氫的代謝，實際上也會促進動脈粥狀硬化性心臟病（arteriosclerotic heart disease）。

還記得我之前提到的血管硬化和缺乏能量嗎？這同樣適用於心臟的能量生產。試著想想：高脂肪飲食可能導致心臟病，這不是因為**脂肪**對你有害，而是因為腸道細菌無法取得正確的營養物質，以製造足夠的硫化氫以保護你的血管。趕快呼叫你的心臟科醫師！停止使用斯他汀類藥物，改開青花菜處方？硫化氫非常重要，它不只在腸道中製造，還會在細胞內產生，並在粒線體能量鏈中發揮作用；在困難時期，硫化氫可以充當能量反應物。如果你的能量不足，我向你保證，你的粒線體的日子也同樣難過！不幸的是，實際情況正好相反；而且這是日常疲勞感幾乎不為人知的驅動因子之一。如果你的身體感覺到因為微生物群系營養不足，或未受到支持而導致這些必要氣體缺失，身體就會進入節能模式：**最好放慢運轉，出現問題了**。

你大概可以想像為什麼那些仍在陸地上打獵採集的人（例如：哈札人）能夠做到這一點。他們的腸道微生物群系能獲得充足的營養，製造大量後生元，確保任何炎症都能得到控制，而且他們的腸道細菌會在**需要**時送來能量反應物，以維持能量生產系統的運轉，尤其在狩獵—採集生活中每餐之間的間隔很長的時候！雖然聽到腸道是讓人感覺精力充沛、思維清晰與集中等諸多作用開始的地方有些令人生畏，但實際上這是值得鼓舞的事。研究顯示，當你移除會傷害腸壁與腸道細菌的東西、加入需要的東西時，就能迅速改造與改變你的微生物群系，在幾天內造成正面的轉變。

你體內的細菌世界控制著你大部分的健康；而你，區區人類，卻對它們的工作品質有著**非常大**的控制權，因為這種溝通絕大部分都取決於你日常的選擇，包括：你吃的食物、每天接觸到或不接觸的化學物質，甚至你吃飯的時間（將在第六章進一步探討）。這一切都始於你對你的根與土壤的關注；你想要用死氣沉沉的泥土、匱乏的堆肥與源源不斷的合成化學物質，培養出強大且具有生命力的身體嗎？我們有許多人實際上正如同生長在過度耕作、單一作物田地裡的植物；我們靠拐杖助行，身體很虛，內在生態系持續受到攻擊。值得慶幸的是，一切都將變好。但是在你學會該怎麼做之前，我們需要先把注意力轉到能量方程式裡的第二個「M」，亦即你的粒線體。

能量迷思之三：醫生，我有腎上腺疲勞！

在講到壓力、腎上腺功能與疲勞之間的相互作用時，存在著許多讓人困惑之處。我的診所裡滿是疲憊、大腦昏沉且整體功能不佳的患者，他們被告知（無論建議是來自好心的醫師或谷歌醫師）有「腎上腺疲勞」。還有人會來是因為他們自我診斷為「高皮質醇水準」，並將此歸咎於他們減不下來的體重增加或睡眠品質不好。我的A型患者（他們是完美主義者）經常因為認為自己陷入所謂「腎上腺／皮質醇紊亂」而感到自責。他們可能會說：「我上班太操，攝入太多咖啡因，沒有去練瑜伽，把腎上腺素給燒光了。」這大概是受了網路迷思的啟發。還有人會花不少錢購買膳食補充劑，試圖「修復」那些該死的、受損的腎上腺。

如果腎上腺疲勞的想法，一直縈繞著你疲憊、運作效能不佳的大腦。親愛的讀者，請你明白，雖然慢性壓力確實會打破平衡，但你的腎上腺不太可能在飆到極限後罷工，你體內也不會流竄非常大量的皮質醇。比較可能的是你的腎上腺完全沒問題，就如同我那九成五累壞了的病人一樣。是的，你沒看錯。事實上，我治療過的數千名患者中，只有不到十人的早晨皮質醇水準異常低落。然而，就像你的細胞在胰島素受器被神經醯胺阻斷後會產生胰島素抗性，你的腎上腺素受器也可能受到阻斷，讓你接收不到這些激素想要傳達給你的訊息，同時造成更多炎症；這可能才是讓你感到疲倦的原因。讓我來解釋一下。

你的腎上腺會製造皮質醇這種激素，還有腎上腺素與正腎上腺素，它們是刺激和提高血糖的激素。它們讓你在早上能充滿活力（也許你可以將它們稱為活力激素！）。它們在二十四小時的週期中自然起伏。在我大部分病人身上，甚至是覺得「疲憊但亢奮」的A型病人，實際上在血液中循環的皮質醇水準都處於正常範圍。（未經治療、慢性升高的皮質醇，是個很嚴重的問題，因為它可能損及海馬迴，即大腦的記憶中心，不過我很少看到這樣的病例。）相反的，長期壓力意味著你的身體正在分泌大量的正腎上腺素、腎上腺素與皮質醇，造成細胞受器對它們變得不那麼敏感。這個情況本身就是個問題：這就像長期壓力會導致糖皮質素受體抗性，進而干擾下視丘—垂體軸對炎症的適當調節。受器一亂，炎症就永遠無法平息。孩子，這才是你累壞了的原因！

你的細胞有優雅的方式給自己緩衝空間，防止過多「好東西」。就如粒線體透過產生抗性來避免自己突然接收太多卡路里，尤其是糖分，細胞同樣也會藉由產生抗性的機制，保護自己免受腎上腺素與皮質醇激素的慢性刺激。你的腎上腺沒事，你的細胞只是停止傾聽。與其把積蓄花在購買腎上腺補充劑與酊劑上，或是怪罪自己早上喝太多咖啡，我鼓勵你應該有更宏大的計畫，減輕炎症，並開始進行增強晝夜節律的計畫，也就是 $E=M^2C^2$ 方程式中的「C^2」。

chapter {4} 第四章

一團混亂的粒線體

二十一世紀能源危機的癥結就在於本章的標題。如果你正為無法擺脫的疲勞所苦，我敢打賭，我接下來描寫的情景正在你的所有細胞中默默開展。我知道這是個大膽的斷言，但今天絕大多數的人，都在無意間使用**過多燃料**轟炸自己的細胞能量系統，而這正是《能量悖論》的核心難題：你的能量過剩但同時動力不足。這是因為你體內四千兆個能量勞工（也就是你的粒線體）所需要的條件，和它們從你那裡得到的營養錯配了。它們無法得到製造能量所需的原料，卻又被大量劣質燃料轟炸，情急下被迫走向極端，試圖維持能量生產正常運行。

我可以向你保證，粒線體功能障礙不但是普遍疲勞的根源，今日影響數百萬人的許多疾病也是由此而生，這些疾病包括：心臟病、心肌病、糖尿病、代謝症候群、癌症、肥胖、自體免疫疾病與神經退化性疾病等。事實上，持續性疲勞是個警告信號，表示你的粒線體已經負擔過度，得不到支持，可能正處於罷工邊緣。出於顯而易見的原因，你不希望你的核心員工減少生產或關閉工廠生產線，因為這會讓身體細胞、組織與器官得不到正常運作所需的能量。在某種程度上你可以說，所有疾病都是能量不足的作用。疾病源自於強大粒線體的「疾病」。

規模小數量大

《太空飛鼠》（*Mighty Mouse*）是一九五〇年代的卡通，我小時候很愛看，現在我總是把粒線體想像成太空飛鼠的小小複製品。太空飛鼠是個力量強大但體型迷你的超級英雄，就如主題曲所唱的那樣，「來拯救世界」，如同現實生活中的粒線體一樣。這些微小的桿狀胞器幾乎存在於人體的每個細胞中，它們數量眾多，某些細胞內甚至可以達數千個之多。粒線體在需要大量能量的組織與器官的細胞中數量特別多，例如：肌肉、大腦、心臟與肝臟。雖然它們微不足道，卻在維持生命這方面扮演著重要角色，將你每天吃進的食物（將碳水化合物分解成葡萄糖、蛋白質分解成胺基酸、脂肪分解成脂肪酸）轉化成細胞實際可以使用的能量「貨幣」，即三磷酸腺苷。

你可能不會常想到這種看不見的活動。然而，粒線體的工作十分艱鉅，身體對能量的需求相當驚人，一個健康且身材中等的人，每天要製造大約六十四公斤的三磷酸腺苷。你沒看錯：**六十四公斤**。根據相當保守的估計，你每天吃下的食物約一．五公斤左右，這樣的投資報酬率極為驚人。如果你在想：「我體重還不到六十四公斤，這些三磷酸腺苷都到哪裡去了？」答案是：

你全把它花掉了！而且這只是在休息的時候，活動期間需要的能量更多。難怪粒線體的健康對一個人的幹勁精力這麼重要！

在第三章中，你曾讀到這些發電廠迷人的起源故事，原本是細菌的它們被真核細胞的前身給吞噬，然後逐漸演化而來。真核細胞是地球上大多數生命的基礎，這些原始細菌（或稱「原粒線體」）轉化成現今粒線體的過程，在生命演化史上十分重要。將近十五億年前，這些古細菌在富含硫化氫的環境中演化，這個環境幫助它們製造能量，而等到它們搬進我們細胞內的新家時，也保留著這種製造能量的能力。除了使用硫化氫，細菌還幫助這些早期的細胞呼吸，也就是利用氧氣製造能量；作為回報，細胞給了它們一個家。隨著時間演進，粒線體逐漸成為細胞的基本組成，不過它保留了許多原始細菌的特徵：粒線體不但有一層獨特的雙膜，將它們與細胞內其他物質隔開，而且它們就像腸道細菌，也有自己的遺傳物質，這意味著它們可以在宿主細胞分裂的同時進行分裂，不過也可以藉由一種叫做「致有絲分裂」（mitogenesis）的過程，在任何時候進行**獨立於細胞分裂的分裂**。它們可以在宿主細胞內自行複製的事實，對你增加能量生產的能力非常重要，畢竟更多能量勞工，就可以製造出更多能量。

我之所以分享這段古老的歷史，主要有兩個原因。首先，因為你的微生物群系與粒線體仍然處於某種「姊妹情誼」之中，被共同的細菌歷史拴在一起。如同你從母親身體裡繼承了最早的微生物群系，你也從母親那裡繼承了粒線體。微生物群系與粒線體就像好姊妹，經常溝通交流，透過後生元發出信號。腸道微生物不斷地與你的粒線體聊天，讓它們知道是否一切安好，它們應該繼續製造能量，或是情況有點差錯，能量生產應該放慢。

第二個原因是，粒線體本質上就是細菌，它們會受到你體內時刻警惕的免疫系統所監督。如果粒線體出了問題，受損或死亡的粒線體可以從細胞這個容器中脫出，進入你的循環系統，而免疫系統會在循環系統裡掃描這些粒線體，並且有可能將它們判定為威脅。這種情況確實變得相當矛盾：你的能量工廠實際上可能會導致能量消耗型的炎症。

粒線體的作用不只是製作三磷酸腺苷；它們也會影響宿主細胞的命運，因為它們在調節細胞恆定上扮演一定的角色，包括平衡細胞的鈣濃度（一個看似微小但具有巨大影響的細節），並驅動著細胞內的大部分通訊（一種稱為細胞內訊息傳遞的功能）。換句話說，它們告訴你的細胞遺傳物質與其他胞器應該要做什麼。它們還在多種類固醇激素（包括：動情素〔estrogen〕與睪固酮）的生產中發揮關鍵作用，並參與血紅素的合成，而血紅素是將氧氣運送到全身，以及維持足夠血氧濃度所必需的物質。激素不足和「鐵貧血」可能是粒線體遭受惡性壓力所造成？它們的安康對你的精力與整體健康非常重要，所以這些傢伙絕對要有可以接受的工作條件，否則就會有壞事發生。

能量是如何製造的

這些「魔法」是怎麼發生的，你的粒線體到底如何運作？它們製造能量的過程叫做「細胞呼吸」（cellular respiration）。所謂細胞呼吸，是指將食物和氧氣轉化為能量的過程，會在每個粒線體中反覆進行，就像一條會發生一連串過程的內部生產線。它是從碳開始的，在最基本的層面上，你是個以碳為基礎的生命體。你所吃下的所有食物，最終都會被分解成醣、胺基酸與脂肪中的碳分子，然後進入粒線體。一旦進入粒線體中，這些分子就會進入一系列被稱為「克氏循環」（Kreb's Cycle）的反應。它們首先會轉化為帶電粒子，然後經由一系列化學反應，引導穿過粒線體內膜。在這個過程中，分子會變得愈來愈興奮或「帶電」。帶電粒子就像熱騰騰的馬鈴薯一樣，當它們從一個電荷水平跳到下一個電荷水平時，熱度也會隨之增加。在克氏循環的最後一個步驟中，一個帶正電的氫離子從酶上剝離出來，當它與等待的氧分子結合時，就會產生高能量的三磷酸腺苷。

一如大多數能量生產，這個過程會產生副產品，包括：二氧化碳、水、熱量和一些被稱為活性含氧物（reactive oxigen spece，簡稱 ROS）的汙染物，如同汽車排放的廢氣。就像你的汽車一樣，粒線體有自己的「觸媒轉換器」，能將燃燒過程中產生的有毒產物轉化成危害較小的化合物。在這種情況下，當流氓電子（帶負電的分子）在生產線上遇到氧氣時，活性含氧物（包括：自由基）就會被放出去。經常被提到的氧化壓力現象，就是由包括自由基在內的活性含氧物所造成，氧化壓力是當活性含氧物超過抗氧化能力時在細胞層次上造成的損害，這通常與衰老和慢性疾病有關。

雖然活性含氧物可能具有破壞性，它們也不全然就是「壞蛋」。活性含氧物少量存在時能發揮正面功效，是有助於維持細胞健康的信號分子。只有在你的能量工廠操太凶，或是「汽車引擎」的某些部分故障，導致製造出**太多**活性含氧物，才會造成損害。活性含氧物過量生產會損害粒線體，最終也可能讓粒線體誘發細胞凋亡（apoptosis）。細胞凋亡是一種細胞或細胞組成爆炸的細胞死亡類型。大量受損的粒線體與細胞被炸開，不會是你想要的狀況；此時，細胞碎片可能會進入循環系統，造成更多炎症，甚至損害大腦功能。

所以，該如何防止活性含氧物搗蛋呢？幸運的是，粒線體旁邊通常有大量的抗氧化劑，讓它們能夠保持活性含氧物的平衡，讓活性含氧物有足夠的量能執行傳送信號的功能，卻又不會多到造成傷害。然而，當粒線體供應鏈的某部分發生混亂，例如：在錯誤的時間向生產線輸送錯誤的材料，或是輸送太多「正確的」材料導致生產線超載。此時，這些「細胞的能量工廠」就可能成為「疾病的能量工廠」。

粒線體具有強大的靈活性

也許我們對克氏循環的簡短概述把你帶回高中的生物課，讓你回想起食物分子（來自吃）結合氧氣（來自呼吸）等於能量的基本公式。雖然這個公式基本上是正確的，不過課本其實有些過度簡化了。能量生產線有一個細微差別，是我們大多數人從未學過的。

粒線體有能力以稍微不同的方式處理不同的燃料，以生產三磷酸腺苷。一個粒線體可以處理三種不同的燃料受質，它們全都帶有碳原子：碳水化合物的葡萄糖或其他單醣、蛋白質的胺基酸、或是脂肪的脂肪酸和／或酮。再次以汽車引擎為例，汽車的燃料有嚴格的劃分，要麼用汽油，要麼用柴油，司機在加油時弄錯是很糟糕的！但是你的粒線體有一種特殊的天賦：它們很有彈性，不一定得固定使用某種燃料。

消化系統有著絕佳的設計，能按照特定順序處理燃料來源。想像一盤鮭魚（蛋白質與少許脂肪）、一些菠菜（葡萄糖與纖維），以及番薯（來自澱粉和纖維的葡萄糖）全都淋上橄欖油（脂肪）。這三種燃料最終都需要進入製造能量的生產線，不過它們並不是同時進入；簡單的碳水化合物最快被分解，澱粉是比較複雜的碳水化合物，需要的分解時間長一點，不過兩者都會變成葡萄糖，而且是所有燃料中最快被吸收的，所以粒線體通常會先處理這個。蛋白質必須經過消化並分解成胺基酸，才能被腸道吸收，所以它們晚一點才能到達細胞中處理；即使如此，它們也必須經由一個叫做「醣分解」的過程，被轉化成葡萄糖，或是另一種叫做「丙酮酸鹽」（pyruvate）的化合物，才能進入能量生產線。攝入的脂肪通常最晚抵達，因為它們通過腸壁吸收的方式完全不同；它們會進入你的淋巴系統，在你體內走一條迂迴路線，最終進入血液，然後進入細胞。

由於這個例子包含了「理想」的膳食：完整的、未加工、具有完整纖維的食材，例如：菠菜和番薯，你對不同成分的消化和吸收是緩慢進行的，如此一來粒線體就不會因為太多燃料同時抵達而不知所措。這些食物的「整體性」需要大量的分解工作，才能轉化成不同成分，在食物分子爭先走上匝道，進入你的粒線體能量高速公路時，它們的作用就好比紅綠燈和減速丘，讓食物分子能夠逐漸融合。

粒線體在幾種不同燃料來源之間切換以產生三磷酸腺苷的能力，被稱為「新陳代謝靈活性」（metabolism flexibility）。新陳代謝靈活性是健康能量系統的基石，實際上也是所有健康與長壽的基石：沒有它，你的能量生產會開始崩潰。擁有新陳代謝靈活性，可以確保粒線體持續提供身體與大腦動力，即使是在某一種燃料用完時，或是在你每天晚上睡著不吃東西時，也能保持能量的穩定供給。

你的粒線體到了晚上就會刻意轉入緩慢燃燒，進行修復工作，就像工人在忙了一天以後會想放慢腳步。由於沒有新的食物要處理，它們通常會轉向使用儲存在脂肪中的多餘燃料。當沒有食物進來時，這些儲存的脂肪會以游離脂肪酸的形式釋放到循環系統中，你可以把它們想像成緩慢燃燒的燃料。在某些情況下，粒線體**也會**燃燒酮，這是一種特殊類型的脂肪，當醣類供應在相當長的時間都維持很低時，例如：飲食中沒有碳水化合物、大約十二小時沒有進食，或是藉由激烈運動消耗了所有儲存的醣類（肝醣），你的肝臟會用脂肪酸來產生酮。你很快就會了解到，在你追求粒線體健康與精神清晰的過程中，酮能給予很大的幫助，不過提供幫助的方式可能不是你想像的那樣。

你可能將這種「彈性燃料」系統比作複合動力車。當它用汽油（葡萄糖）運轉時，電池正在充電（儲存脂肪），一旦汽油用完或引擎關閉，就提取儲存的電能來使用。同樣地，到了晚上，當你不進食時，粒線體從游離脂肪酸或酮的形式來汲取你的「電池」能量，藉此製造三磷酸腺苷。

能夠使用各種燃料來源有許多好處。首先，這意味著當你在一天結束停止進食時，你不會因此昏倒，你的身體只要燃燒儲存的燃料就可以了。其次，這意味著需要消耗大量葡萄糖才能運作的大腦，即使在困難時期也可以正常運作。事實上，你在「艱難時期」會製造酮的目的別無其他，就是為了讓大腦神經元保持活力。我們會一次又一次地回到這個微妙但非常重要的問題。當葡萄糖不足時，你的身體會為大腦神經元製造酮。與其他身體細胞不同（紅血球除外）的是，大腦無法使用解放出來的游離脂肪酸製造能量（它們基本上無法輕易、即時地進入大腦），但可以使用酮和丁酸鹽來製造三磷酸腺苷，而丁酸鹽是腸道細菌的產物。

第三，粒線體的靈活性讓你的能量系統能應付食物來源與可得性的週期性波動。試著想想你的祖先，那些狩獵—採集者，當他們成功獵到或採集到食物時，也許已經經歷了一段艱難飢餓的時日，此時他們不會只吃一點東西，而是會吃得飽飽的。他們的身體學會處理大量湧入的某一種燃料，比如來自野生獵物的蛋白質，或是來自大量野生漿果或蜂巢的碳水化合物，然後，一旦這些食物吃完了，就會馬上切換燃料，在接下來不可避免的艱難時期開始燃燒儲存的脂肪。這種新陳代謝靈活性是粒線體固有的設計，但當你過於頻繁地食用精緻和過度加工的食品時，這種靈活性可能會消失，更糟糕的是將這個情況與久坐的生活方式結合；讓粒線體恢復到良好的工作狀態，是恢復靈活性與製造更多能量的關鍵。

從靈活到卡住

現在讓我們對比一下由鮭魚、番薯與菠菜構成的「全食物」餐，以及現在飲食中的多種食物。我們現在的食物供應經常提供「類食物」，這些東西在製造過程中去掉了纖維，單醣、脂肪與蛋白質先經過「預消化」（predigested）才來到我們的盤子裡。「預消化」是大衛．凱斯勒（David Kessler）博士在《快速碳水，慢速碳水》（*Fast Carbs, Slow Carbs*）一書中使用的術語。（小趣聞：預消化一詞最早是由家樂氏公司用來描述他們的玉米片，聲稱這是世界上第一個預消化餐食。）在這種狀態下，所有燃料來源都被預先包裝好，以便同時進行過度吸收，以一種突然出現的「尖峰時段」衝擊你的血液和肝臟。

更糟糕的是，我們的飲食中充斥著果糖。果糖是水果、玉米與甜菜中的糖，雖然聽起來很天然，但你的身體並沒有演化到能消耗大量的果糖；而同時我們的食物供應，卻剛好充斥著以高果糖玉米糖漿的形式存在的果糖。與直接被吸收到血液中的葡萄糖不同，果糖從腸道吸收後會直接進入肝臟，在肝臟裡被轉化成名為「棕櫚酸鹽」（palmitate）的脂肪酸，並立即釋放到血液中。所以，現在游離脂肪酸與葡萄糖會同時抵達你的粒線體，這種情況通常不應該發生。記住：你吃下的脂肪總會「繞路」回家，由名為乳糜微粒的脂肪運輸分子通過腸道時吸收、在淋巴系統中循環，才會進入你的血液。但是，攝取能大量產生棕櫚酸鹽的果糖，意味著游離脂肪酸與葡萄糖會同時抵達粒線體。由於脂肪與葡萄糖的三磷酸腺苷轉換過程並不同，因此生產線在其他燃料（如：蛋白質）到達之前就卡住了，結果導致粒線體陷入極端嚴重的交通阻塞。

直到一百年前，這種阻塞還不成問題，因為當時的人吃的是「全食物飲食」，這讓粒線體有時間有效率地處理每種燃料來源。現代交通阻塞對能量生產造成了實質的問題。當每個燃料來源都耍手段擠上粒線體高速公路時，輕微事故與路怒症（活性含氧物）就會出現，造成能量製造大幅度減少或完全停止。難怪你在吃完速食、能量果昔，或是西方典型高脂肪、高蛋白、高碳水化合物的餐食以後會發生能量事故，因為你的能量製造高速公路上確實發生了很多場車禍！現在，再加上我們大多數人每天至多有十六個小時忙著消化和處理食物，使這個交通阻塞的問題更加嚴重，因為道路從來就沒有機會排除障礙。

「單一」飲食的悖論

這些年來，我一直在研究、思考並書寫關於粒線體需要什麼條件，才能發揮最大效用。有個悖論引起我的注意，儘管聽起來很奇怪：營養學家推薦的「均衡飲食」，往往會導致體重增加與能量耗損，而極端的飲食方案似乎能帶來成功的結果。讓我來解釋一下：如果你一直在關注我的文章，你就會看到我在思考各種飲食計畫的優點與缺點。在我的職業生涯中，我見過各式各樣的限制飲食，每種飲食方案的擁護者都發誓這是能保持健康、精力充沛與苗條身材**唯**一的方法。這些方案包括：杜克（Duke）米飯飲食、雞蛋飲食、包心菜湯飲食、原版的阿特金斯飲食法（高脂肪低碳水）、更近期的全肉飲食（實際上是改良版的阿特金斯飲食法，高蛋白低碳水）、無油全素飲食如出版品《以食為生》（*Eat to Live*）或宣導影片《餐叉勝過手術刀》（*Forks Over Knifes*）所推廣者（高碳水低蛋白低脂肪）、生酮飲食（八成脂肪、超低碳水與低蛋白），以及沖繩飲食（八成五的番薯）。事實是：**這些飲食法全都有效**，真的！這些飲食法全都能讓過重與肥胖的個體減輕重量，它們都能反轉糖尿病，而且也能恢復你的精力，只是效果快慢的差別而已。每種飲食法大不相同，但結果是一樣的。

那麼，到底發生了什麼事？在我看來，這些飲食法的成功在於它們讓粒線體的工作變得很簡單。你選擇一種基質，就只吃它，此時粒線體幾乎可以用「自動駕駛模式」來完成工作，這是所謂的單一飲食法。而且除了限制燃料基質以外，你還要按照可預期的時間表進食；這是因為你在節食，對吧？無論你選擇什麼熱量來源，純碳水、純蛋白質或純脂肪，這種節食形式幾乎總是在短期內有效。此外，只吃一種食物的單調性往往也會減緩你對這種食物的消耗，因為你會感到厭煩，久而久之會愈吃愈少，於是就瘦了。（艾倫．列維諾維茲〔Alan Levinovitz〕在其著作《麩質的謊言：以及其他有關食物的迷思》（*The Gluten Lie: And Other Myths About What You Eat*）中，為這些方法各不相同卻有類似效果的飲食現象賦予幽默的色彩，把其他作者對自己所遵循飲食法的讚美之詞拿來編成一種虛構的飲食法，並將之稱為無包裝飲食〔UNpacked diet〕。）

可惜的是，這些飲食在長期執行後總會失敗；我們幾乎不可能保持單一飲食的限制，一旦你開始強迫粒線體處理混合燃料來源（因為你終究會厭煩，會渴望正常生活），體重肯定會回升，能量水準也會遭受重創。為什麼呢？我認為，任何單一飲食法很少能促進或產生粒線體的靈活性。事實上，我在看診時也遇過上面所有單一飲食法的追隨者，每一種飲食法都會讓患者發展出胰島素阻抗、糖尿病前期或完全罹患糖尿病，這樣的現象百分之百會發生。（而且這可能足以讓人懷疑，這種現象或許是促使我們搜索「減肥食品」和減肥小祕訣的動力？）

雖然我不建議長期遵循這些飲食法，但還是可以從中習得寶貴的經驗：剛開始時，愈能簡化粒線體的工作，它們愈不用同時應付碳水化合物、蛋白質或脂肪，就愈能恢復它們的功能。請跟著我繼續讀下去，因為本書的第二部分，這個原則將會成為你反轉計畫的一個重要步驟。但首先，我想請你多了解一下粒線體能量生產所需的最佳條件。

認識你的接應隊員

就像一間最先進的工廠，粒線體的生產線是經過精密調整的。高級產品（三磷酸腺苷）的製造需要很多材料，如果供應鏈上有任何明顯的中斷，生產水準就會急劇下降。粒線體很強大，卻也很敏感。除了需要從食物中獲取原料以製造三磷酸腺苷之外，還必須滿足其他幾個條件，工廠才能產生能量，讓你的感知與能力都達到最佳。儘管生物課遺漏了這點，但健壯且營養充足的微生物群系，就是其中一個條件。

你的腸道細菌會以丁酸鹽、氫氣、硫化氫等形式發送後生元訊息，以各種方式調節粒線體功能，讓運作更順暢。從技術角度來說，氫氣「捐獻」質子到前面所述，克氏循環放出有如「熱馬鈴薯」帶電粒子的過程，放大能量堆積，同時對粒線體提供保護作用。我們很快就會看到，丁酸鹽向粒線體發出訊號，讓它保持高功能。後生元化合物，如：氫氣與硫化氫，甚至可以在緊要關頭提供燃料。簡言之，確保腸道細菌與它們的粒線體同伴之間的溝通線路暢通，是非常重要的。

在能量生產的供應鏈中，還有三個重要的環節必須到位，但這些重要環節在現代的生活方式中往往消失不見。第一個是「全光譜光」。華盛頓大學的傑拉德．波拉克（Gerald Pollack）博士認為，自然光能「激發」細胞裡的半晶質水（semi-crystalline water），幾乎就像替液體電池充電一般。就我們的目的而言，你不需要了解粒線體能量生產的每一條化學路徑，但這個說法與其他研究描述近紅外光（眼睛看不見但占據四成自然光光譜）和可見紅光（你在日出與日落時看到的光）

實際上藉由量子力學改變粒線體內的水運動，以控制三磷酸腺苷的生產是一致的！

「光生物調節領域」（光生物調節〔photo biomodulation〕指的是利用光波誘導生物效應）的其他研究人員已經證明，紅外線與紅光波長的光可以分解多餘的一氧化氮，否則這些一氧化氮會阻礙三磷酸腺苷的生產。這是紅光療法流行起來的部分原因之一；也是為什麼在黎明或日落時分在海灘上散步會讓你覺得很棒的原因。你會在第六章學到，陽光攜帶重要數據，會告訴粒線體現在是什麼時間，以及什麼時候要做什麼工作；陽光是調節你體內晝夜節律的重要信號，調節著你體內包括能量生產在內的大部分功能。

當光線照射到你的眼睛時，視網膜中一種叫做「視黑素」（melanopsin）的蛋白質，會與大腦中稱為「視交叉上核」（suprachiasmatic nucleus，簡稱SCN）的部分進行溝通，視交叉上核是調節人體晝夜節律的主時鐘。同時，當陽光照射到你的皮膚上時，黑色素（酪胺酸的複合聚合體，能賦予皮膚顏色）會將光能轉化成三磷酸腺苷，就像植物中的葉綠素一樣。這對你的影響，就是眼睛與皮膚在一天中照射到自然光的時間愈長，你能量系統的運轉就愈順暢。

在光照之後，粒線體的第二個必備條件是堅固的基礎設施。就像好的生產設施需要完善的建築，粒線體也需要非常健康的膜，才能發揮最佳作用。粒線體的外膜允許燃料進入，內膜則是讓電子從一個能量水準順利流向下一個能量水準的表面。這些膜是由各種脂質或大分子脂肪構成，其中最主要的是稱為「磷脂」（phospholipid）的脂肪類別。磷脂賦予膜完整性，是一種靈活的力量，確保膜能保護胞器的內容物，同時也能輕鬆進行營養物質與訊息的交換。

最重要的粒線體膜脂質是「心磷脂」（cardiolipin），它對粒線體內膜的形成與功能是必不可少的。要製造心磷脂，體內叫做**亞麻油酸**（linoleic acid）的 Omega-6 短鏈脂肪酸必須夠多（在這裡所謂的「必不可少」表示你的身體無法製造，必須從食物中獲得）。不幸的是，典型的現代飲食中，大量存在被稱為**反式脂肪**的工業改性脂肪，在心磷脂生產週期中製造很大的障礙。這種脂肪是由氫化種子油製成，在室溫下為固體，它們在技術上已經被禁止用於加工食品，但是卻藉由一個漏洞進入大多數包裝食品，而且速食店和大部分連鎖餐廳仍然以它作為烹飪油。當你吃下反式脂肪，它們不僅讓粒線體膜變得僵硬且不易彎曲，還會把心磷脂踢出去，把自己插進高達兩成的脂質之中！粒線體膜中有兩成的空間與功能被反式脂肪占用，難怪滿是加工食品與速食的飲食會讓你疲憊不堪。光是因為吃下錯誤的脂肪種類，你就已經減少了兩成的能量生產能力。現代飲食中還充滿了亞麻油酸，這個成分主要來自種子油，如：玉米油、芥花油與大豆油。但那不是應該能幫助你製造更多心磷脂嗎？遺憾的是：沒有是壞事，有一點是好事，更多就糟糕了。太多亞麻油酸會癱瘓整個心磷脂的製造過程。不過也不用驚慌，因為這些膜會不斷被修復，你只要吃下正確比例與種類的脂肪，就能把這些壞傢伙踢到一邊。

好了，我們有光，也有膜脂質，現在我們需要另一個更關鍵的成分，才能妥善地支持粒線體，主要的抗氧化劑：褪黑激素（melatonin）。雖然這種激素是以睡眠誘導作用聞名，但它的作用範圍遠不止於此；褪黑激素是主要的粒線體保護激素，甚至可能在複雜的抗氧化劑保護系統中，扮演中心角色，以抑制活性含氧物。褪黑激素由大腦的松果體合成，會在適當光照下，於傳送信號給主要晝夜節律調節器（即視交叉上核）時分泌。

粒線體中也有大量**亞細胞**褪黑激素，而粒線體上則有褪黑激素受體。褪黑激素會修補粒線體被破壞的漏洞，如此一來粒線體的效率就不會降低，同時也有助於防止不必要的粒線體死亡。你可以把褪黑激素看作是粒線體最好的朋友。據推測，這種亞細胞褪黑激素是對自然光近紅外光子的反應而產生，這也是晒太陽之所以重要的另一個原因。如果你生活在城市或北方氣候中，想盡可能走到戶外是很困難的。好消息是，我們可以透過吃植物來獲得褪黑激素。是的，植物會製造褪黑激素。

你可能會問：「植物製造褪黑激素到底是為了什麼？它又不用睡覺！」原來，在壓力環境中，植物會利用褪黑激素保護種子和葉子的粒線體。當你大快朵頤菇類（顏色愈深愈好）或享用紅酒時，身體可用性褪黑激素就會被細胞吸收。順道一提的是，葡萄酒的褪黑激素才是讓紅酒對健康有益的主要成分，而不是被大肆宣傳的多酚白藜蘆醇（polyphenol resveratrol）。在過去十幾年間，我們都把白藜蘆醇當成健康之源來大肆讚揚，但也許正是飲食中的褪黑激素，才讓那些法國人能長期保持令人羨慕的身材。

更重要的是，地中海飲食的多種常見食材，如：橄欖油、橄欖、馬齒莧與開心果，都含有大量的褪黑激素。所以我們學到了什麼？吃蔬菜時應加入大量純橄欖油，經常吃菇、在沙拉上放開心果，如果你愛喝紅酒也可以適量飲用，如此一來，你就能保護粒線體免受因過度勞累導致的破壞性氧化壓力。

當合適的材料與條件都到位時，你就有了產生大量能量的完美設計；不幸的是，對很多人來說這往往是最不到位的事。而且，最後還有一個難題，對我們的能源生產造成的傷害比其他任何問題都來得大。它不會因為飲食偏好或意識形態而歧視，幾乎普遍適用。這是一種如同發生在工廠樓地板上不堪負重的狀態，因此這些不可或缺的工人（你的粒線體）鋌而走險，以保護自己免受衝擊。

親愛的讀者，讓我們來看看這個營養過剩、動力不足的難題到底有什麼答案吧。

粒線體的僵局：疲勞的處方

我在寫這一章時，打了一通電話給新病人彼得（Peter）；幾個月前，我的醫師助理御津（Mitsu）幫他看診。如果你想這麼稱呼也行：七十幾歲的他已經「重活」了很多次。他做過四次冠狀動脈繞道手術，得過攝護腺癌；紅斑性狼瘡與風溼性關節炎這兩項自體免疫疾病標記超標；更別說空腹胰島素水準非常高，還有高血壓、高膽固醇，以及相當高的高敏感度C—反應蛋白……御津讓他參加了能量悖論計畫。四個月後，他的自體免疫疾病標記消失了，高敏感度C—反應蛋白恢復正常，空腹胰島素水準急劇下降，停止服用斯他汀（statin）類藥物與高血壓藥物，還瘦了七公斤。哇，我想，這真是太好了！但坦白說，我並不意外。他的結果符合我的預期。

真正引起我注意的，是當彼得告訴我，他和妻子已經搬去印第安納州，在兒子的農場裡幫忙。他們基本上成了農場工人。你應該可以想像，黎明起床，工作一整天，拖著一捆捆的乾草。我以為這位七十多歲的老人會抱怨自己被迫忍受這種疲憊的生活方式，但是他在電話裡告訴我的卻完全相反：他感覺好極了！他比他兒子更賣力，可以連續幾個小時不休息地勞動。是的，他對自己的檢驗結果很滿意，但他在電話中只是不停地談論著他新發現的能量水準。他看不到我的臉，但我已經笑得合不攏嘴。一個七十三歲的大小孩。這就是我希望你能達到的！

我有八成的病人就像彼得一樣，初次走進我的辦公室大門時可謂毫無精神。當我們找到問題的根源時，發現相較於其他問題，他們普遍缺乏代謝性肌肉（就是缺乏彈性力量），無法改變他們的燃料供應。他們很僵硬，已失去與生俱來的粒線體靈活性。而當你失去粒線體靈活性的時候，就無法有效製造能量，這一部分是因為身體已經產生胰島素阻抗，也就是說，身體不但很難正常地燃燒醣，也無法使用游離脂肪酸作為燃料。舉個例子。史丹佛大學在二〇二〇年的一項研究中，透過運動與「適能」的角度來看待這個難題。

運動對每個人都有好處，對吧？而且運動可以幫助逆轉胰島素阻抗，對吧？但根據這項研究，事實並非如此。已經發展出胰島素阻抗的參加者，也就是沒有新陳代謝靈活性的參加者，並無法從運動計畫獲得任何好處，也無法啟動促進健康的表觀遺傳變化；只有沒有胰島素阻抗的人才能從運動中受益。問題是，我看到許多處於同樣情況的病人，它們的飲食都相當「均衡」，符合我們這個時代的營養教條。所以到底發生了什麼事呢？

為了回答這個問題，我們需要更深入了解可能正在粒線體中發生的僵局。你有沒有想過，為什麼你似乎常在吃完速食早餐或午餐後，早上十點或中午就有能量耗盡的感覺？我知道，網路上的每一個飲食大師或營養學家都會告訴你，罪魁禍首是來自那些餐食中的小麥、乳製品或油炸脂肪所造成的「炎症」，對嗎？錯！那些致炎食物並不會讓你吃完東西後就想睡；炎症不會那麼快發作。

同樣地，食物中的任何反式脂肪，也不會讓你所有的粒線體膜**立即**變硬。當然，脂多醣可以搭便車，跳上你剛吃下的脂肪，導致粒線體減速，但大多數情況，是那些在發生作用之前，在系統中經過數天、數週、數月甚至數年緩慢累積，因而延遲反應的炎症，比任何一頓餐食的影響都大。我前面曾提到，你在吃完速食、「美式健康全餐」或能量果昔以後，感受到的急性疲勞，是來自一些不同的東西：你讓粒線體工廠塞車，你吃多了，也給它們太多工作。它們是聰明的胞器，會保護自己，所以就慢慢停下來了。

粒線體的非常手段

讓我們繼續用高速公路來比喻，看看現實世界的條件下，這樣的僵局如何阻礙你的能量生產。假設你一天主要是吃三餐，再加上兩次點心；每一餐和點心都被分解成醣、蛋白質和脂肪，它們全都抵達粒線體進行加工成為能量。吃完早餐以後，你的內部高速公路系統會出現兩到三小時的高峰期，食物分子轟炸你的粒線體，交通（能量生產）也相應地慢了下來。但是，等到尖峰期開始紓解一些，交通又要開始動了，然後又是另一個高峰期，也就是早上十點的點心！糟糕，你放行讓更多車上了高速公路。現在連匝道都被堵住，結果呢？速度又變慢了。等到堵車的狀況開始紓解，午餐時間到了，交通再次陷入停頓。難怪你到下午三點就舉白旗了！當然，你很容易就會去拿些幫助提神的東西吃，也許是甜點，結果又讓更多車子塞著，然後就到晚餐時間了。上床前坐在沙發上，你還是有些無精打采。所以，管他的，睡前來點小點心吧。**在過去的十六個小時裡，你的粒線體幾乎一直處於高峰期**。很多事要做，卻沒有辦法快速抵達該去的地方。

為了從不同角度來探討這種能量堆積，讓我借用一下影集《我愛露西》（*I Love Lucy*）的經典片段，也就是露西和她最好的朋友艾瑟（Ethel）在糖果工廠工作的場景（你可以在 YouTube 找到這段影片）。露西和艾瑟的工作是將輸送帶上的巧克力一顆顆包起來，然後裝箱；就像粒線體必須處理每一個來自食物的碳分子，將其轉化成三磷酸腺苷。上司在她們上工時說，如果漏包任何一個糖果，她們就會被炒魷魚。輸送帶開始運轉時，速度很慢；巧克力以穩定的速度來到她們面前，她們可以跟得上，工作很輕鬆。然後突然間，輸送帶的速度變快了。巧克力糖大量湧進，她們跟不上速度。真讓人感到絕望！她們試著吃掉，或是塞進帽子裡，扔進衣服裡；她們得把糖藏起來，也確實這麼做了。上司回來檢查，看到兩個工人就像吃了金絲雀的貓一樣若無其事；一切看似都在掌握中。上司看了看，發現所有糖果都包好了，於是說：「妳們做得很好！」然後對輸送帶操作員喊道：「**加速！**」露西和艾瑟則是一臉錯愕。

這段經典影片，為在粒線體所發生的事提供了讓人印象深刻的隱喻。你的生產線工人，即你的粒線體，拚命想跟上你攝入食物的速度，試著將之轉化為能量，但它們的動作根本就沒辦法那麼快。所以，就像露西和艾瑟把多餘的巧克力糖往衣服裡塞一樣，粒線體會把所有多餘的熱量不停地轉化成脂肪；這是粒線體抵禦衝擊的「第一個緩衝」。**我們會把它們存放在任何可以存放的地方，然後再試著繞回來燃燒脂肪獲得能量**。結果呢？被迫同時兼顧儲存與生產，還得試著保護細胞，免於過多活性含氧物的影響，你的能量生產因此減少，儲存（脂肪存放）增加。聽起來很熟悉，對吧？結果就是你會覺得自己又累又胖。

好了，如果輸送帶超載只是偶發事件，那就不是什麼大事了。畢竟，我們祖先在狩獵－採集時代，有時也會大吃一頓，因此身體偶爾能承受這樣的狀況。但是，如果這樣的節奏日復一日、沒有休息地持續下去，你可以想像這對工人造成多大的壓力。而且別忘了，在現實生活中，我們大部分人並不像我們的祖先那樣，大口大口吃下單一的燃料基質，例如：半頭野牛（主要是蛋白質），或是一叢叢成熟的漿果（碳水化合物）。我們總在同一個時間，或是時時刻刻地攝入這些營養。想像一下，上司強迫已經工作過度的露西和艾瑟，同時包裝三種從三條不同輸送帶匯合的巧克力，她們仍得在短時間內進行分類、排出優先次序和包裝。每個包裝工作都稍有不同，需要獨特的技法，這會把她們推向崩潰邊緣。她們是放棄工作，還是在澈底崩潰前想出變通的方法？你的粒線體在面對大量湧入的食物基質，而且每一種基質在克氏循環都需要稍微不同的處理時，必須做出類似的選擇；因為能把巧克力存放起來，等待稍後包裝的空間就只有這麼多。

而且這其實是很嚴重的。因為就像露西和艾瑟的上衣快爆開一樣，你的脂肪細胞也是如此。你看，你只有那麼多脂肪細胞，它們只能容納這麼多脂肪，否則就會爆開；是的，我說的是**爆開**。而當脂肪細胞爆開時，碎屑和粒線體會四散，結果你應該也猜到了，就是會引發炎症。所以，將脂肪細胞塞到爆裂點顯然不是長久之計，尤其是因為衝擊並不會停止。面對這樣的困境，你的粒線體會拉起緊急煞車。

到處都是燃料……但一滴都喝不到

當持續攝入的食物導致能量僵局，脂肪細胞過度膨脹到危險程度時，粒線體就會轉向第二道防禦機制來抵抗壓力：它們會製造一種名為「神經醯胺」（ceramide）的蠟質複雜脂質，以盡可能地強化脂肪細胞的細胞膜。你可能已經看過被美容品牌吹捧的神經醯胺；這種成分被用在護膚霜裡，能讓皮膚變得飽滿，減少皺紋。神經醯胺是如何達到這麼神奇的效果呢？它們可以增厚脂肪細胞的細胞膜，如此一來，當內容物增加時，脂肪就可以留在細胞裡面而不會爆開。在過去，這偶爾可以是一種很好的防禦機制——前面提到在漿果盛產時大吃特吃，你祖先的身體就會這麼反應。

但是到了現代，這個情景會出現殘酷的轉折。神經醯胺有很多種，有些是好東西，有些很糟糕。糟糕的神經醯胺是由一種叫做「棕櫚酸鹽」或「棕櫚酸」（palmitic acid）的脂肪製成（命名為十六酸鹽〔C:16〕）。飲食中棕櫚酸鹽的主要來源，就是我之前曾提過的**果糖**，即醣類存在於水果、蜂蜜、高果糖玉米糖漿與傳統蔗糖一半成分中的主要形式。由於西方飲食普遍攝取的果糖量過多，你的肝臟會預先製作許多棕櫚酸鹽，在粒線體不堪重負的情況下，這些棕櫚酸鹽就會抵達工作過度的粒線體，隨時伸出援手。

當神經醯胺讓脂肪細胞的細胞膜變硬時，會產生第二種效果。它們的存在能減緩原料進入生產線的速度。聽起來是個好主意，對吧？輸送帶滿載，可能會馬上塞住，所以我們最好阻止原料抵達廠區，這樣工人就可以有機會迎頭趕上！此刻，就是胰島素這種激素出現在故事裡的地方。

胰臟製造的胰島素，就像一把打開細胞膜的鑰匙，能將醣和蛋白質從血液中移入細胞中。我會告訴病人，胰島素是向顧客細胞販賣醣和蛋白質的推銷員；他必須把這些醣從血液中移走，否則就拿不到錢。相較之下，脂肪酸則不需要胰島素就能進入細胞。所以，胰島素推銷員按了細胞的門鈴。然而，神經醯胺的存在阻斷了細胞上的胰島素受器，讓受器無法偵測到門外的胰島素，它們聽不到門鈴在響。這成了問題，因為沒有接收到信號，它們就不會「開門」，讓糖和蛋白質進入以進行處理。

由於細胞已經不堪負荷，稍微休息一下，粒線體就有時間趕上進度，處理積壓的原料；這應該是件好事吧？偶爾這樣也許沒事；但是如果你繼續吃，食物不斷進入血液裡，又會發生什麼事呢？你無法阻止食物抵達工廠門口，所以胰臟釋出**更多**胰島素進入血液中，試著向細胞發出更響亮的信號，讓細胞把門打開。然而，神經醯胺形成的絕緣相當多，無論門鈴響得有多大聲或多頻繁，細胞還是聽不到。結果就形成稱為「胰島素阻抗」（insulin resistance）的狀況；而我們一直到最近因為大量研究才了解的，是細胞膜的神經醯胺層愈厚（可以藉由檢查血液中的神經醯胺水準來測量），身體就會製造更多胰島素，試圖將醣和蛋白質塞進細胞。由於進入細胞的燃料變少，能量生產就會減慢和停止，然而血糖和胰島素水準卻在繼續攀升。事實上，雖然神經醯胺有不同的形式，來自果糖、形成棕櫚酸鹽的十六酸鹽，才是讓細胞餓死的真正罪魁禍首。

然而，情況變得更糟糕了。如果你一直留心，可能會問，游離脂肪酸肯定可以進入細胞來重啟能量生產，不是嗎？畢竟，脂肪儲存空間裡有許多游離脂肪酸等著使用。但是，這裡的關鍵問題在於：血液中胰島素的存在告訴脂肪細胞，**不要**釋出脂肪。這也有演化上的先例：當你的祖先大肆享用野牛或漿果以後，胰島素的激增會將這些醣和蛋白質引導至脂肪細胞裡儲存，以備不時之需；這是藉由釋出能促進脂肪儲存的脂蛋白脂酶（lipoprotein lipase），並阻斷能促進脂肪釋出的激素敏感性脂酶（hormone sensitive lipase）來達成，如此一來，脂肪釋出的過程就會暫停。試想，如果胰島素處於高水準，表示應該儲存脂肪，而不是使用脂肪。你不會同時做這兩件事。換言之，胰島素會阻止你燃燒儲存的脂肪，同時也更容易儲存脂肪。

在一個具有代謝彈性的正常運行系統中，由於你停止進食，當醣和蛋白質不再進入血液時，胰島素水準會下降，促進脂肪釋出的激素敏感性脂酶會被釋放出來，游離脂肪酸就會從脂肪細胞流出，進入需要燃料的其他細胞，肝臟也會用這些同樣的脂肪製造酮供大腦使用；經過十二個小時左右，早餐時間到了，系統重新啟動；這就是新陳代謝靈活性。當你長期感到疲憊，請允許我提醒你，這很有可能是你讀這本書的原因，我可以向你保證，你的細胞並不具有這種新陳代謝靈活性。現在你陷入兩難的困境：你有大量儲存的脂肪可以當燃料，但無法取得，因為高胰島素水準阻止你這麼做。水，到處都是水，卻沒有一滴水可以喝！這也就意味著你會有疲憊、乏力、飢餓、餓到生氣（hangry）的感覺，而且胰島素阻抗會愈來愈高，很快就讓你進入糖尿病前期，然後變成糖尿病。

這個機制也在無意間解釋，為什麼在剛開始進行超低碳水與高脂肪飲食的時候，通常會讓你覺得很糟。這個情形稱為生酮不適症（keto flu）或阿特金斯憂鬱症；因為你的能量水準急劇下降，大腦停止運作，覺得糟透了。長期高胰島素水準不會在一夜之間改變，你的脂肪細胞受到高胰島素水準阻止，無法釋放游離脂肪酸讓你燃燒，也無法變成酮；儘管所有的書都說這是應該發生的現象。他們沒考慮到的是胰島素阻止了這個作用。胰島素水準可能需要好幾週才能降下來，這時你才會感覺正常，更別說精力充沛了，但是在這段時間，很多人會變得過度消沉，然後就放棄了。

告訴你一個祕密：即使**有**胰島素阻抗的問題，你還是可以相對無痛地過渡到燃燒脂肪作為燃料。還記得我說過，你的腸道細菌在緊要關頭可以幫助粒線體製造燃料嗎？原來，要是你給微生物群系它們所需的東西，它們就會製造出丁酸鹽、氫氣、硫化氫與甲烷，讓你的粒線體和大腦，可以在這個過渡時期，將其當作替代燃料使用。問題是你沒有，對吧？此外，對飲食進行幾個小調整，可以幫助保護你免受神經醯胺的有害影響。橄欖油、DHA與EPA（後兩者是來自魚油的長鏈脂肪酸）都可以防止你的身體製造神經醯胺，幫助恢復粒線體功能，而從丁酸鹽產生的β─羥基丁酸（BHB，是一種酮體）可以降低神經醯胺。我很快就會告訴你，如何在飲食中納入腸道細菌最喜歡的食物。

解偶：最後手段

好了，在繼續進行之前，讓我們最後一次重溫露西和艾瑟的故事。儘管她們已經盡快把多餘的巧克力塞進任何可能的地方，但我們假設她們還是跟不上生產線的速度。那怎麼辦呢？此時露西與艾瑟已經累壞了，她們滿頭大汗、煩躁不安，於是她們說，算了，我們得保護自己，我們太操了。她們開始讓巧克力經過眼前，不再動手包裝。

信不信由你，過度工作的粒線體也會做同樣的事情。這被稱為**粒線體解偶**（uncoupling）或**粒線體去偶合**（decoupling），也稱為**粒線體質子滲漏**（mitochondrial proton leak）。簡單來說，它描述的是粒線體主動選擇，**不再**利用每一個到達待處理的碳分子製造三磷酸腺苷，反而讓一些分子「漏掉」，不用它們製造三磷酸腺苷。

製造能量是困難的工作，你應該記得，這是一個會產生副產品的過程；包括：熱和可能破壞粒線體的活性含氧物。粒線體主動釋放一些「燙手山芋」，避免「燒傷」。我們很清楚，即使在狀況很好的時候，粒線體一直都這麼做；但是當它們像可憐的露西一樣不堪負荷時，它們就會經常這麼做。這也就是說，你吃的卡路里愈多、吃的頻率愈高、吃的巨量營養素種類愈多，製造的能量就愈少。

想知道更多壞消息嗎？你丟給粒線體的這些工作，也把它們累壞了。這些疲憊的工人不僅製作的三磷酸腺苷比較少，**實際上用掉的比它們製造的還多**。這種粒線體功能障礙是所有退化性疾病的根源，如：失智症、心衰竭與疲勞；難怪神經元（失智症）或心肌細胞（心衰竭）會死亡。它們並不只是盡全力在堅持著，它們的能量也被受損的粒線體吸走了。

此外，我們的細胞免疫系統隨著粒線體的損壞而辨識出它們的身分，也就是**細菌**，並著手摧毀它們，這種破壞會產生炎症。我希望這會引起你的注意！「天啊，所以如果我的細胞因為粒線體混亂而死亡，免疫系統會以為我被細菌侵入了？」答案是肯定的！這也是為什麼到頭來這一切會如此重要。「所有疾病都是炎症」與「所有疾病都是粒線體功能障礙」成了統一的理論。

那麼，有沒有方法可以解決呢？實際上有兩個。其一是乾脆吃少一點，這樣你的能量系統就不會一直處在超載狀態。對，這就是解決問題的典型「節食」方法。你的粒線體暫時高興了，不過你還是沒有產生能量，而且也會覺得很暴躁，可能你已經體驗過了。這只是短期修復，並無法持續太久。

所以，讓我們看看第二個解決方法。為了讓生產達到需求，露西與艾瑟找來了幫手；她們增加三條輸送帶，又多聘請八名工人進入生產線。粒線體會藉由一種叫做「致有絲分裂」的過程來「雇用」更多工人。然而，誘導粒線體複製的方法通常只有兩種：透過斷食與/或運動。在能量悖論計畫中，我會教你第三種方法，讓你增加更多能量工作者。行動計畫在本書的第二部分，涉及改變工廠的工作條件。給工人更短的輪班時間與大量的休息時間，在微生物群系的幫助下提高士氣，你就能吸引更多工人來到生產線，平均分擔工作。其實你的脂肪儲存已經備好了資源，只要對腸胃進行些許調整，就能在短時間實現能量激增的目標。

不過在此之前，我們還有一個重要議題要討論：你那霧氣繚繞、渾渾噩噩、破損不堪的大腦。

能量迷思之四：救命啊！我的甲狀腺功能減退了！

很多時候，病人來找我時表示，他們感到昏昏沉沉、疲憊不堪、有些抑鬱，而且這些聰明的病人，他們會覺得自己的甲狀腺功能可能跟這類情況有點關係。但是他們的醫生做了測試，表示他們的甲狀腺水準似乎正常。所以到底是怎麼回事？真相是，「甲狀腺功能低下」（hypothyroidism）正在流行，這可能對你的能量水準、精神集中力、情緒，甚至膽固醇水準，都產生重大影響。然而，鮮為人知的是，甲狀腺激素的功能也與腸道環境有點關係。

甲狀腺產生的甲狀腺激素分別是T4和T3（左旋甲狀腺素〔levothyroxine〕和三碘甲狀腺原氨酸〔liothyronine〕），主要功能在調節身體的基礎代謝率，基本上就是維持生命和產生熱量所燃燒的卡路里數。現在，許多執業醫師都知道用血檢來檢查甲狀腺功能（即使你身體狀況良好，最好也每年做一次檢查），但是甲狀腺測試無法評估身體是否能在需要的地方得到這些激素；也就是說，你的甲狀腺水準可能落在「正常」的範圍，但仍然有功能障礙。

讓我們快速回顧一下：甲狀腺會從血液中提取碘，將碘與T4和T3結合，產生甲狀腺激素。下視丘分泌「促甲狀腺素」（thyroid stimulating hormone，簡稱ＴＳＨ），告訴甲狀腺何時該產生甲狀腺激素。我用促甲狀腺素來測量大腦中的甲狀腺激素受體有多少，檢測到甲狀腺激素的活化型，即游離的T4與T3。現在，如果你的微生物群系失調，那麼你的甲狀腺功能也可能會失調，因為你需要健康的微生物群系將甲狀腺激素前驅物轉化成可用形式。更甚者，腸道炎症可能讓皮質醇上升，反過來抑制甲狀腺激素。（這是雙向的：甲狀腺激素協助腸道的緊密連接得以正常工作。）如果你有腸漏症的問題，如我之前發表過的那樣，它可能造成自體免疫的甲狀腺功能低下，即「橋本氏甲狀腺炎」（Hashimoto's thyroiditis）。

由於腸道健康狀況不佳、內分泌干擾物對甲狀腺的損害作用，甚至是殺蟲劑對身體所有細胞膜上甲狀腺激素受體的阻斷效果，已經讓甲狀腺功能低下成為一種區域流行病。你會受到雙重打擊：你的身體無法產生足量的甲狀腺激素，同時也無法將它送到需要的地方！

雪上加霜的是，我們的「健康」飲食導致了碘的缺乏，而碘是製造甲狀腺激素的必需物質。在過去，我們可以從海魚與貝類中獲取足量的碘，但現在的我們基本上都做不到。早在二十世紀初期，隨著美國人從沿海向內陸遷徙，甲狀腺機能低下的問題也開始流行起來，於是聯邦政府下令必須在食鹽中添加碘，這個動作大體上是解決了問題。後來，我們複雜的美食品味讓我們開始使用其他的鹽，例如：粉紅鹽（喜馬拉雅鹽）和海鹽，這些都不含碘。這個難題有個很簡單的解決方法：使用加碘海鹽，或在飲食中添加含碘的螺旋藻、綠球藻或海藻。

我治療過各種甲狀腺功能低下的患者。我會對所有患者都做同一件事，就是仔細觀察他們的促甲狀腺素。當促甲狀腺素水準低下時，意味著大腦感測器正在說：好，我有足夠的甲狀腺激素，我不需要發送訊號來製造更多的甲狀腺激素。（低水準是0或1，或最高2 uIU/ml；而不是許多內分泌專家告訴患者這些數值完全沒問題的3.5或4，或甚至4.5。）因此，我建議你讓醫師測量促甲狀腺素、游離T4與游離T3，以及反三碘甲狀腺原氨酸（rT3）的水準，並特別注意促甲狀腺素。小數點前的第一個數字應該是1或2。如果你的促甲狀腺素高於2.4 uIU/ml，表示大腦在說它沒有得到足夠的甲狀腺激素，以至於在催促生產！請不要單純倚賴T4與T3的檢驗，因為它們並不是活性型。

對於甲狀腺低下的患者（無論是否由自體免疫疾病引發），我讓他們恢復甲狀腺功能的方法，是修復腸漏症，同時復原多樣化的微生物群系；重新在飲食中添加碘，恢復維生素D水準，然後在必要時開立甲狀腺激素處方，在持續改善甲狀腺健康的基礎時，恢復甲狀腺激素水準。這些簡單的介入手段，通常可以解決甲狀腺功能障礙的問題。

chapter {5} 第五章

發炎且能量匱乏：疲倦的現代大腦

當新病人來到我這裡抱怨自己覺得精疲力竭時，他們通常會說，曾有醫師表示他們的症狀「都是自己腦中想像出來的」。因為在這些人的血液檢查中並未發現異常，便判定他們的身體沒有任何問題。

因此，當我替這些病人進行一系列測試，同樣得到「都在你的腦中」的結論時，也讓他們感到困惑。但我並不是要否定他們的症狀，恰好相反：我承認有一種非常真實的生理現象，正影響著他們的大腦功能，這些患者經歷的腦霧、注意力不集中與情緒化，都是因為這個生理現象。所有這些症狀（不只於此）構成輕度認知障礙的狀態，我稱之為「發炎中的飢餓大腦」。

當你覺得自己「就是沒勁」時，往往是因為大腦和其他身體部位一樣正受炎症所苦。此外，你的大腦也很有可能「吃太多卻能量不足」，難以滿足它的能量需求。這種狀態所產生的神經疲勞與腦霧會瀰漫全身，於是你就很難知道到底是身體疲憊在拖累心態，還是心態拖累身體。

在我照顧熟齡患者的多年經驗中，已經很習慣於腦霧、思維遲鈍、思維混亂之類的病訴。但在過去幾年的情況有所改變：這類病人似乎變年輕了。無論男女，三、四十歲或更年輕的病人，在抱怨疲勞時同樣也會談到腦霧。當我問他們如何應對工作、家庭與生活的多重需求時，他們要不是看起來很擔心，就是非常煩躁。他們可能會說：「我覺得自己思維遲鈍，跟不上工作進度。」「我沒法像以前那樣集中精神。」或「我是不是得了成人型的注意力不足過動症？我該吃利他能（Ritalin）嗎？」他們可能會經歷比以前更高的壓力或焦慮，忍受一陣陣的情緒低落，或是難以入睡、睡不久，這又會放大其他問題帶來的感覺！如果你正在經歷低能量期，那麼你可能也已經有其中的一些認知症狀。

睡眠是通往大腦健康的道路

除了無法控制的壓力，睡不好也是另一個導致大腦發炎挨餓的問題。我曾在《長壽的悖論》一書提過，深度睡眠非常重要，因為那是大腦進入「清洗週期」的機會，大腦會在那段時間清除在一天中累積的炎症化合物。當你處於深度睡眠時，大腦中含有淋巴的膠淋巴系統（glyphatic system），會把導致大腦發炎的垃圾和碎片掃出去，這通常發生在睡眠週期的早期。這也是你不該在睡前吃東西的原因：消化系統會將血流轉移到腸道，大腦在這個清洗期就無法獲得所需的資源。在本書的第二部分，我將幫助你做到這一點，至少每週有一次在睡前三小時不吃任何東西；當然，如果能每天都做到就更好了。

此外，微生物群系的組成對每晚可能獲得的快速動眼期和深度睡眠時間有著深刻的影響。你現在可能已經猜到了，多樣化、動態化的腸道微生物群系，可以**幫助**你擁有深度睡眠，讓你每晚都能「洗腦」。誰會想到照顧和餵養腸道細菌能讓你睡個好覺呢？

現實情況是，我們的能量危機會影響全身，包括大腦；這是個機會平等的困境。就像我們無法輕易透過標準血液測試診斷出身體疲勞，大多數醫療從業人員也未曾受過發現精神疲勞的培訓和測試。輕微但難以擺脫的腦霧通常會被醫療機構忽視，這非常不合理；我還注意到在這個問題上，女性比男性更覺得自己被忽視。雖然會診時間不足和性別偏見可能是這種隨意打發的部分原因，但有限的診斷也是原因之一；輕微的神經炎症在標準血液檢測中是看不出來的。但是，目前已有較新的測試，**可以**檢測出腦部炎症的標記，我曾看到這些標記經常出現在那些身體機能正常、但一整天都感到疲憊遲滯的人的血檢中。這些人大部分都有腸漏的問題。換句話說，當你有腸漏與由此而生的炎症時，你很有可能有一定程度的「腦漏」，即稱為「血腦障壁」（blood-brain barrier）的大腦保護屏障被炎症因子突破，導致神經發炎反應（簡稱神經炎症〔neuroinflammation〕）。

我們將在這一章探討大腦中的炎症，以及其粒線體供應鏈由此而生的紐結，如何對你的認知功能造成極大的影響。大腦是最需要能量的器官，它需要大量的三磷酸腺苷才能正常運作。所有那些思考、處理和生化協調，會用掉人體內三磷酸腺苷總產量的兩成。事實上，一個人類皮層神經元（「思考」細胞）每**秒**要用掉四十七億個三磷酸腺苷分子**！**按實際重量計算，你整個大腦每天要使用約六公斤的三磷酸腺苷，大概是大腦重量的五倍重。由於有這樣大的需求，腦細胞的粒線體非常密集；因此，粒線體層面的任何減速，都會對神經系統造成相當大的影響。

雖然輕微腦霧很容易被解釋成「老年人的忘性」，我強烈建議不要忽視其後果。我們現在知道，導致今日些許腦霧的主因，在以後的生活中可能導致更嚴重的認知障礙。神經退化性疾病，如：失智症、阿茲海默症與帕金森氏症等，都是神經炎症與粒線體功能障礙的極端表現。這些疾病現在影響著我們人口的百分之十，這個數字預計到二〇三〇年會翻倍；此外，這些毀滅性疾病的患者年齡也開始下降，我們現在懷疑，早期的慢性腦霧可能意味著之後罹患失智症的可能性更高；也就是說，在慢性腦霧還不嚴重時加以扭轉，可以有非常高的投資報酬率。（我指的是字面上的意思。二〇一八年，美國地區失智症照護的成本為兩千七百七十億美元。）

我希望你把大腦發炎與能量匱乏的症狀視為早期預警信號，腦霧正給你寶貴的提醒，讓你知道能量供應鏈可能出現斷裂，有些通訊故障需要修復，而這些都是從腸道、微生物群系與粒線體的層次開始的；好消息是，任何時候做出改變都不嫌晚。藉由餵養大腦所需的食物（這牽涉到餵養腸道細菌所需的食物）來清除腦霧，並在任何年齡都享受著清晰靈敏的思維和改善的情緒所帶來的好處，都是有可能的。但先讓我們進一步看看大腦和腸道是怎麼連接的，以及這種連接對你的心理健康意味著什麼。

你的第二個大腦

你可能聽過這樣的說法：腸道是你的第二個大腦。這個說法不錯，但我喜歡把它倒過來，因為誰能說你下方的「大腦」不是你第一個大腦，而頭部的灰質是從那裡得到指示呢？正如你在本書所發現的，腸道與它的微生物群系可能比大腦組織**更能**影響你的思維、行為與感覺。若覺得這個概念似乎難以信服，請記住，你的腸道與大腦會持續不斷地溝通，互相影響並幫助對方保持體內恆定。這種雙向溝通是在一個名叫「腸—腦軸線」的複雜網絡中運行，我們已經知道一段時間了，但一直到最近才開始集中精力研究它的運作方式，而線索就在這名稱的升級版中：**微生物群**—腸—腦軸線。這個雙向的資訊溝通軸有助於維持腸胃道的穩定，並影響你的情緒和認知功能。

你之前已知道，腸道是七至八成免疫細胞的家園，但它**也是**超過一億個神經元的家園，這數字比你整個脊髓的神經元還多。這些神經元能幫助控制消化；更重要的是，它們會接收並詮釋來自環境與微生物群系的訊息，然後將這些資訊傳遞給樓上的「大腦」神經元。這些腸道神經元加總起來，就是所謂的**腸道神經系統**。研究顯示，情緒壓力與憂鬱都可能造成消化系統失調，反之亦然。

長期以來，大家認為焦慮或憂鬱會導致腸躁症（長期腹瀉與／或便祕的情況）。但目前研究卻顯示，這個因果關係可以顛倒：壓力可能改變腸道環境，而「根與土壤」的不平衡與刺激，也會向大腦發送信號，觸發情緒與觀點的變化。這個觀點有助於解釋為什麼自閉症兒童的腸胃道症狀頻率較高。事實上，最新研究顯示，自閉症兒童腸胃道變化與微生物群系的改變，最有可能導致大腦功能失常；並揭露了思覺失調症患者為何經常發生腸道通透性增加和腸道功能下降的原因。

微生物群—腸—腦軸線的大量活動是由腸道微生物所驅動。有鑑於它們龐大且豐富的基因組對身體整體功能的推動力多麼龐大，以及它們每秒鐘以後生元化合物的形式向細胞傳送的訊息量，這有什麼不可能呢？即使我們已經知道腸道中的神經元會與大腦「交談」，並製作神經傳遞物（如：提振情緒的血清素），但當我們發現神經元是腸道細菌的副手，而腸道細菌才是向神經元發送信號、讓它們知道該怎麼做的舵手，才真正讓人感到吃驚！因此，你的「虛擬器官」——全息生物群裡約二．三公斤重的細菌，對你頭骨內兩公斤重的器官執行功能的方式，有著極大程度的影響。

研究顯示，以多菌種益生菌形式將有益的腸道細菌重新引入微生物群系，可以減少負面情緒與胡思亂想，而且我們知道，當你感到沮喪或受腦霧所苦時，腸道微生物群系的改變尤其會造成影響：微生物群系組成明顯不同。此外，特定細菌菌株似乎會調節大腦運作的方式，或使其在某些情況下無法運作。我們現在已經知道，腸漏與異常的微生物群系，是導致包括失智症在內等認知能力下降疾病的關鍵驅動因素。（《阿茲海默症的終結》（*The End of Alzheimer's*）一書的作者戴爾．布雷德森〔Dale Bredesen〕博士是我的朋友和同事，他所主導的重要研究已經揭露，嚴重認知障礙背後惡名昭彰的澱粉樣蛋白斑〔amyloid plaque〕，實際上是腸道微生物的**產物**，而且可以進入大腦，在那裡刺激更多類澱粉的製造。）在我寫作本文時，一篇新發表的多項研究回顧宣稱，益菌生與益生菌可以明顯減輕焦慮與憂鬱的症狀。

腸道細菌與大腦之間確切的溝通機制仍待發現。但我們知道，後生元信號化合物的「叨念」，例如：丁酸鹽這樣的短鏈脂肪酸，以及之前提到的氣態神經傳遞物質，可以透過循環系統抵達大腦。訊息也可以透過迷走神經（vagus nerve）直接傳遞，迷走神經就像連接腸道與大腦的雙向物理「固定線路」。此外，腸道細菌除了能自行製造精神活性化合物外，也能向你的腸壁細胞發出訊號，讓它們釋出影響你思維與情緒的激素與胜肽。而且正如你已了解到的，它們還決定炎症免疫細胞的「開機」程度，然後影響大腦。最終結果是微生物在很大程度上控制你看到的杯子是半滿還是半空，你的思維有多清晰或多不清晰，甚至晚上是否容易入睡。

這些都是最新的發現，你的醫師或治療師可能還沒有意識到我們對神經系統狀況的理解有著天翻地覆的轉變。我親眼看著我的朋友兼同事，世界頂尖的精神病學家丹尼爾．阿曼（Daniel Amen）博士是如何撼動精神健康領域。他揭露許多心理疾病都可以追溯到腸道紊亂引起的神經炎症。這確實迫使我們重新評估對大腦如何運作的認知是否正確。這一切代表什麼好消息？如今影響著數百萬人的許多心理與神經問題，也許可以透過治癒腸道與微生物群系，進而治癒大腦來預防、改善，甚至有望逆轉大腦。

鑑於憂鬱症、焦慮與認知障礙遍及世界各地，由此帶來的痛苦負擔，以及有多少人並未得到治療、並未意識到導致他們患病的生理因素，我再怎麼強調這些發現的重要性也不為過。事實上，治療憂鬱症與認知問題的**第一步**，可能很快就會從治療腸壁，讓腸道生態系恢復到原本動態且多樣的狀態著手，進而減少神經炎症的流行。

我初次見到莎拉（Sarah）時，這名四十歲出頭、飽受焦慮與憂鬱所苦的女性，已服用多種抗憂鬱藥物至少十年了。她「知道」自己的大腦有些問題，她的注意力很短，而且作為一名教師，要完成一天的正常工作，幾乎耗盡她全部的心力，但她還是熱愛自己的工作。在全面檢查後，正如我所懷疑的，我的團隊發現莎拉身上有多種炎症標記、典型腸漏症狀與凝集素敏感。她還有MTHFR（亞甲基四氫葉酸還原酶）基因突變，這種基因密碼通常製造的是一種酶，能讓甲基（即 CH_3）附著在許多維生素B群上，讓它們活化；約有五成的人身上有一個或多個這種基因突變。

莎拉曾被告知，由於具有這種突變，她的情緒障礙是遺傳所致。此外，儘管醫師告訴她並沒有糖尿病或糖尿病前期，但她的空腹胰島素水準卻非常高，表示她有胰島素阻抗，因此也缺乏新陳代謝靈活性。我們讓她加入能量悖論計畫，減少她飲食中的凝集素，加入大量益菌生來餵養腸道細菌，並慢慢開始縮短一天內的進食時間。最後，我們補充了她非常低的維生素D水準，並加入大量Omega-3 DHA，也給她甲基化的維生素B群，補充她因為MTHFR突變而缺少的東西。

實施計畫三個月以後，一個全新的莎拉走進我的診間。她靦腆地笑著說，經過一直覺得很「正常」的幾個星期後，她和治療師開始減少兩種抗憂鬱藥物的劑量，現在她已經完全戒除其中之一，另一種的劑量也減半。她的血檢中並沒有炎症標記，維生素D和Omega-3指數正常，空腹胰島素水準也正常。哦，她還瘦了七公斤！她顯得活力十足，甚至還很鎮定。最重要的是，她看著我的眼睛說：「我早忘了感覺正常是什麼感覺。我曾在迷霧中行走，但現在迷霧已經散去！」在治療師密切合作下，我們緩慢但堅定地讓她擺脫了剩餘的抗憂鬱藥物，如今她已不需要藥物治療了。當你控制體內炎症與大腦炎症，效果真的會很深刻！

大腦是怎麼發炎的

你是否曾在壓力大時做幾次深呼吸，然後發現自己感覺好多了？每次你有意識地用呼吸讓自己冷靜下來時，都是在使用迷走神經這條始於腦幹，蜿蜒穿過全身，最後纏繞在心臟與腸胃的神經。迷走神經在「微生物群—腸—腦軸線」扮演著重要的角色，是大腦與微生物群系之間交叉對話的關鍵溝通管道。

迷走神經參與了大量的調節活動。它幫助調節炎症、調節飢餓感與飽腹感，並監測能量需求。你可以把它看成是「微生物群—腸—腦軸線」交談的室內電話；它以物理方式連接兩個區域之間的溝通。迷走神經是雙向的神經通路，不只會從大腦向下發送訊號，也會從腸道接收訊號，並將訊號往上傳遞，這可能是透過新發現的「神經足」（neuropod，一種突出於腸道內壁的細胞構造）來達成。如果這些細胞偵測到腸漏，就會向大腦發送「下面一片混亂」的信號，大腦的反應則是向免疫系統發出信號進行調查。就這樣，腸道出現炎症，同時也在大腦裡併發。

並非只有迷走神經是「微生物群—腸—腦軸線」的室內電話；事實上，還有另一種「無線」網路能幫助軸線上的器官溝通：因腸漏而進入血液、在血液中自由漂浮的炎症細胞激素。當這些細胞激素穿過身體的重要屏障時，就會造成真正的麻煩；所謂的重要屏障指的是保護大腦的血腦障壁。這個重要邊界是由細胞構成的，能允許人體所需物質，如：葡萄糖、氧氣、胺基酸、激素與具有保護性的氣體傳遞物質通過，並將不需要或有害的物質阻隔在外。構成邊界的細胞之間是緊密連接的，能確保沒有任何東西溜進去，就像在小腸一樣。這個屏障也有可控制的孔隙，稱為「水孔蛋白」（aquaporin），可以讓水進出。

你的腸壁與大腦非常相似，它們很容易受到來自飲食與環境的相同攻擊，遭受同樣的炎症所苦。例如：眾所周知，西方飲食高糖、高飽和脂肪酸，且欠缺能餵養微生物的纖維，會破壞血腦障壁的完整性，並導致大腦中負責記憶的海馬迴出現功能障礙，削弱認知與記憶能力。令人擔憂的是，年年春與類似的除草劑中，會誘發腸漏的成分嘉磷塞（glyphosate，有關這種毒素的細節請見第一六三頁），也被證實會削弱血腦障壁。

現在來看看凝集素：現已證明，血腦障壁喪失完整性，也可能是由P—醣蛋白功能障礙所引起的。你可能會問，**P—醣蛋白**是什麼？這是叫做**水孔蛋白**的凝集素。是的，沒錯，填充血腦障壁與腸壁的化合物是同一種類型！在自然界中，水孔蛋白存在於許多種植物中，包括：菠菜、玉米、馬鈴薯、大豆、青椒與菸草等。在某些人身上，腸漏與對於這些凝集素的敏感傾向，使得免疫系統對食物中的**凝集素**水孔蛋白產生抗體，這可能會導致免疫系統藉由我們在第二章講到過的分子擬態，誤將腸壁與大腦中的水孔蛋白當成攻擊對象。好了，在你對吃菠菜開始感到恐慌之前，請注意：我們大多數人對菠菜中的水孔蛋白並沒有反應。然而，在一些棘手的病例中，我在診所進行的精密測試發現這些含有水孔蛋白的食物，是造成患者腸漏與腦漏的隱性原因，若能在飲食中去除這些食物，將能帶來令人驚訝的巨大變化。

很重要的一點是，要認知到血氧障壁的破壞與因此導致的大腦炎症，也許和當今影響所有年齡層的神經系統疾病流行有關，這些問題從失智症、阿茲海默症到自閉症、憂鬱症和思覺失調症，以及與免疫有關的神經系統疾病，如：多發性硬化症。因此，清除致炎性化學物質，並重新整理飲食，可以治癒並封閉血腦障壁，這樣的努力顯然是值得的。由於向大腦發出「啟動炎症防禦」的信號，是透過室內線路（你的迷走神經）或無線信號（穿越血腦障壁的細胞激素）來傳遞，大腦由此產生的反應，無論是長期或短期，都可能是毀滅性的。

餓死：被切斷補給的神經元

大腦裡除了有許多特化細胞，當然還有很多脂肪。大腦也如同腸道，具有許多神經元（約八百六十億個），這些都是參與「思考」的細胞。神經元細胞有長長的分支，稱為「軸突」（axon），軸突會發展出更多更短的分支，叫做「樹突」（dendrite）。樹突向四周延伸，與其他神經元軸突延伸的樹突接觸，化學信號在樹突之間跳躍，將神經元連接起來。簡單來說，當神經元「放電」反覆發生時，就會形成思想與記憶。你可以將樹突想像成圓形的「衛星」機場航廈，藉由從主航廈延伸出去的有軌電車和走道（軸突）和主航廈（神經元）相連，將一個又一個的主航廈連接在一起。

大腦也有自己的特化免疫細胞，稱為「微膠細胞」（microglia），以及叫做「星狀細胞」（astrocyte）的支持細胞。你可以把它們想成神經元的保鑣。它們的工作是保衛神經元不受傷害，而且它們對這個工作非常認真，隨時準備就緒。這些微膠細胞與星狀細胞，在你一生中持續幫助大腦，滋養並支持神經元，清除大腦廢物與死亡細胞。它們會「修剪」衰弱的樹突，讓健康的樹突獲得更好的機會，有點像園丁照顧玫瑰。它們也會關注來自內部的威脅，如：β—澱粉樣蛋白〔beta-amyloid protein〕或Tau蛋白等，形狀錯誤的蛋白質可能會導致疾病，以及來自外部的威脅如脂多醣、微生物、凝集素與其他入侵因子。

當微膠細胞藉由迷走神經傳播的訊息，或是從血液進入的細胞激素得到資訊，知道壞傢伙正在動員，大腦可能處於危險，微膠細胞就會積極地進行修剪工作，這個結果是讓人意想不到的。微膠細胞感受到敵人就要來了，所以決定不計代價保護它們周圍的神經元。於是，微膠細胞會吞食從神經元延伸出來的樹突，彷彿神經元召回它們的前哨部隊，要它們安全地回到城堡內。這已經夠糟了，因為樹突不再完全伸展出去，無法連接到其他神經元進行溝通。但是，微膠細胞還會更進一步：它們修剪軸突髓鞘，並將修剪過的神經元包圍起來，就某種意義而言，就是拉起吊橋保護城堡，切斷補給。雖然這在感染等緊急狀況下是必然的防禦措施，但當它因為始於腸道的輕微炎症而無時無刻地發生，那就成了災難。

讓我用一個例子來說明這種炎症如何在現實生活中發生。我的病人英格麗（Ingrid）快四十歲了，是在高科技公司任職的千禧世代。她約莫兩年前出過車禍；不久之後，她的左手開始顫抖。醫生認為這和車禍有關，做了腦部核磁共振、頸部核磁共振和肩部核磁共振，結果都正常。她也去做了物理治療、針灸和自然療法，每個月吃數千美元的膳食補充劑，全都沒有效果。最後，她被診斷出患有早期帕金森氏病。是的，她才三十多歲！她找上我，我們做了完整的測試。正如我懷疑的，她不但有腸漏，她的血腦障壁也有漏，而且小腦（大腦的運動中心）的神經元遭受免疫攻擊。更糟糕的是，她還有紅斑性狼瘡相關的自體免疫疾病標記。她的空腹血糖正常，但空腹胰島素水準卻很高，這意味著她的新陳代謝缺乏靈活性。英格麗正在遭受一場完美的風暴：由於腸漏和腦漏，她的神經元正受到直接的免疫攻擊，而且由於大腦中的胰島素阻抗（有時稱為第三型糖尿病或大腦的糖尿病），她受到攻擊的神經元無法保護自己，也無法修復。

我們讓她開始進行能量悖論計畫，從她富含凝集素的飲食中去除凝集素，縮短她的進食時段（eating window），並安排在三個月後回診和檢驗。我在撰寫這一章時，她剛好來回診。她的腸漏標記顯著降低，腦部炎症標記雖然沒有消失，但已經恢復正常。她的空腹胰島素也恢復正常，而且最讓人高興的是，她手抖的情況大幅改善。雖然還沒有消失，但是目前為止她只治療了三個月，我們兩人都充滿希望和信心，相信可以阻止病情繼續發展。

英格麗只是神經炎症的極端例子，但即使是輕微的大腦炎症，也會對你的健康產生重大影響。對許多人來說，思維會變得模糊、記憶會錯亂，整體心智處理能力也會急劇下降。更重要的是，飢餓的神經元會向你發出信號，告訴你它們需要食物，而且速度要快。而飢餓發炎的神經元想要什麼食物呢？能快速吸收、注入燃料的糖分！記住，你的大腦倚賴葡萄糖作為燃料。是的，大腦可以使用酮和丁酸鹽，這一點我很快就會談到，但是今天大多數人的大腦都被「訓練」對葡萄糖反應上癮，這是大腦所知道能瞬間提供能量和三磷酸腺苷製造的東西。但是，如果你持續認真注意我說了什麼，就會知道這是虛弱的大腦最不需要的東西。所以下次你想要伸手拿甜食之前，先想想大腦正在上演的死亡遊戲吧！

微膠細胞進行的修剪，也是造成你睡眠不足時反應遲鈍、精神障礙的罪魁禍首。沒錯，熬夜會讓微膠細胞修剪神經元！而你在睡眠不足時傾向吃的食物，例如：簡單的碳水化合物和糖，通常只會讓情況惡化。我以前在徹夜進行嬰兒心臟移植手術時，會渴望吃甜食讓自己撐下去。當你忍受一夜又一夜的睡眠不足時，也正為愈來愈多不必要的修剪創造條件。難怪當時我超重三十二公斤，而且還有胰島素阻抗的問題！

我們才剛開始意識到大腦的保護系統實際上有多敏感；它會即時對細微的輸入做出反應，那些輸入甚至是來自我們的情緒狀態。以壓力為例，事實證明，壓力事件會觸發過度興奮的微膠細胞活化，導致它們修剪掉過多樹突。而好消息是，在一般情況下，當壓力減輕，微膠細胞接受來自免疫系統與腸道細菌的抗炎信號時，就會降低防禦，返回修復與保護大腦的狀態，就像英格麗現在的狀況。但是要做到這一點，大腦必須能獲得具有鎮靜與抗炎效果的化合物，即短鏈脂肪酸和抗炎氣體傳遞物質，例如：氫氣和硫化氫等，這些化合物不但能關閉警告信號，還能為神經元的粒線體提供替代燃料來源。值得慶幸的是，這些腸道細菌的副產物，能夠穿越血腦障壁，同時滋養神經元並緩和炎症。

當然，問題在於人類如今不但經常承受持續且慢性的壓力，我們「根與土壤」的危機意味著體內的微生物無法取得所需，以製造**我們**需要的抗炎化合物。對大部分人來說，腸漏、免疫系統活化與微生物失衡，意味著愈來愈多炎症信號朝大腦發送，犧牲了神經系統的健康。

強大且多樣化的微生物群系能製造足夠的丁酸鹽，這是一種有效的神經保護劑，已被證明可改善與年齡有關的記憶力下降，以及對抗焦慮和憂鬱症。丁酸鹽也能刺激新的腦細胞形成，同時幫助微膠細胞成熟並正常運作。事實上，有一項研究顯示，經由人工繁殖、天生沒有微生物群系的無菌小鼠，牠們的微膠細胞稀少且畸形，無法正常運作，但是在小鼠的飲用水中加入短鏈脂肪酸四週後，這些微膠細胞就能正常化，並發揮應有的作用。同樣地，人類大腦的保鑣也**需要**丁酸鹽與其他脂肪酸兄弟，才能保持最佳狀態。（順道一提，如果你有小孩，你可能會想知道丁酸鹽的另一個好處：它有助於調節孩子的行為。）

同時，在理想情況下微生物群系應該會製造的後生元，也對大腦的維持非常重要。就如在第三章所了解到的，帕金森氏症患者體內缺乏足夠的產氫細菌；這是值得注意的，因為當神經元不斷受到襲擊，氫氣會衝過血腦障壁，保護其中的粒線體，讓它們得以反擊並存活下來。硫化氫也有同樣令人印象深刻的護腦特質（附帶一提，適量的一氧化氮，甚至一氧化碳也是如此）。我預期，這種「腸—**氣**—腦」的連接，將會成為對抗神經退化性疾病流行最重要的突破之一。聽起來可能很奇怪，但在某種程度上，你會**希望**大腦「充滿熱空氣」。

可惜的是，現代人的許多食物都有效抑制腸道細菌，讓它們無法製造這些保護大腦的化合物。如果你想知道為什麼高糖飲食對大腦有害，部分原因在於它會降低腸道菌群中乳酸桿菌（lactobacilli）的數量，而乳酸桿菌這類抗炎細菌，有助於製造具有保護性的短鏈脂肪酸。更糟糕的是，無論你超重與否，醣類加上大量的飽和脂肪，可以在幾天內開始造成記憶力損害。醣與大量飽和脂肪是大腦最大的敵人。它們會導致脂肪在你的腹部周圍堆積，為腸漏周圍的炎症戰爭火上加油。如果你熟悉我之前的著作，你可能會記得我曾說：「腸道周圍有脂肪，你就倒霉了！」我真的是這個意思。腸道中脂肪增加與「認知衰老」有直接的關聯，你不必是科學家也知道應該避免這種狀況發生。

一旦炎症之火從腸道擴散到大腦，就說明野火已經在你體內四處燃燒。當務之急是要盡快控制野火燎原，在大範圍損害發生之前，在你所有健康與能量保護資源都耗盡之前。

修過頭了

放任微膠細胞進行修剪，大腦可能會隨著時間推移而失去控制；在不惜一切代價保護神經元的過程中，卻意外造成神經元挨餓、瀕死的後果，這就是修剪導致失智症、阿茲海默症與帕金森氏症的原因。（路易氏體〔Lewy body〕因已故演員羅賓．威廉斯罹患路易氏體失智症而臭名昭彰，這是一種被微膠細胞圍繞的死亡神經元，其病理學發現可見於帕金森氏患者的大腦與腸道神經元。）此外，大約有三成的人身上具有一種基因，使他們更容易罹患神經炎症；這個基因叫做 APOE4（也被稱為「阿茲海默基因」）。它會告訴微膠細胞，在它們感覺危險可能到來時刺激炎症發生，它們的過度熱情導致產生過量的一氧化氮，讓神經炎症更加劇烈。

如果你有 APOE4 基因，你在飲食上的迴旋空間比那些沒有這種基因的人少。布萊德森博士和我都同意，限制凝集素攝取、促進後生元製造並縮短進食時段的飲食計畫，能夠促進粒線體靈活性（這是能量悖論計畫的基礎），有助於保護你免受認知能力下降的影響。

急性壓力對大腦的影響

如果你曾經歷過一段持續且看似無止境的高度緊張時期，你可能能體會這有多累。累到極點時只想打個盹、給自己倒杯酒，或是乾脆關機躲起來。你甚至可能會想抓狂，或是因為震驚而完全動不了。事實上，在全球新冠肺炎大流行期間，你很可能經歷過這樣的事情。對許多因為疫情而感受壓力和焦慮的人來說，就寢時間愈早愈好；但諷刺的是，你可能就算如此也睡不好覺。這些疲憊感都不是想像出來的，無論高度壓力是急性且令人震驚，還是慢性且持續不斷，都會在暗地裡造成腸漏與炎症，讓這些狀況反過頭來竊取你的能量儲存，並隨著時間推移加重神經炎症，讓大腦同時處於飢餓與發炎的狀態中。

我在看診時發現一個現象，有些自體免疫疾病的患者會將高壓力事件認定為發病的關鍵。（通常是女性患者，一方面是因為她們與身體的關係較密切；另一方面是因為女性在承受壓力時，比男性更容易從身體狀況表現出來。）我感同身受，因為急性壓力確實會損害腸壁細胞，造成身體狀況下滑，導致腸漏與炎症。這是一種演化特徵：在緊急情況下，你的交感神經會將血液從消化系統引導到肌肉上，為肌肉動作提供能量。剝奪細胞的氧氣，哪怕是只有幾分鐘（確切來說是四分鐘），都可能導致細胞死亡；在技術上叫做「缺氧」（hypoxia）。這會造成原本茂密生長在腸壁上的根被修剪掉；而你知道，腸道中「被修剪的根」對你的能量和思維清晰度的危害，就如大腦中「被修剪的神經元」。遺憾的是，這還不是全部。

事情變得更糟，壓力的「攻擊」會啟動腸道中的炎症免疫細胞，同時改變腸道微生物群系的組成，有利於侵襲腸壁的細菌生存。當腸道通透性增加，抵禦病原菌的能力就會降低。令人震驚的事件（意外、死亡、離婚、未預期的損失或全球大流行病），到底是怎麼引發如此嚴重的健康問題，就比較清楚了。它首先會嚴重破壞腸壁，造成通透性大幅上升，釋放炎症，然後向大腦中的微膠細胞傳送信號，讓它們為最糟糕的狀況做準備。這種壓力會導致困惑、遲鈍，以及一顆反應緩慢的飢餓大腦；反過來又會產生更多壓力，因為你開始擔心自己身體真的出狀況。更慘的是，不平衡的微生物群系現在無法幫你生成神經傳導物質，例如：能讓你感到集中與警覺的正腎上腺素，或是讓你感到放鬆平靜的γ—胺基丁酸（GABA，能舒緩過度活躍的神經系統），以及讓你感受到幸福感的血清素與血清素的前驅物，如：色胺酸與5—羥色胺酸（5-HTP）。如果沒有適當的神經傳導物質，原本已經不堪重負的大腦，會遭受更大的打擊，你的心情與認知也會因此大受影響。

如果你曾經歷過極端壓力的情況，你知道在那種時刻，自己往往會對療癒食物產生渴望，這些食物能快速帶來糖分，也許也有血清素，能「舒緩痛苦」，但它們的效果很快就會消退，讓你一次又一次地尋求虛假的快感：正是這些高糖、高脂的食物，會讓你的腸道細菌挨餓，無法得到它們所需的燃料，還會餵養你不需要的壞菌，進而讓問題惡化。當然，這些食物也會在粒線體能量工廠中製造混亂，讓你感到疲憊無力。而當你覺得累時，你就更不可能依照粒線體發揮功能的需求執行該有的動作，這又進一步耗損你的能量，也讓你無法取得原本豐富、能促進警覺的神經傳導物質。這下好了！你感到壓力、疲憊、沒有動力，而且看不到出口。但這就是你讀這本書的原因：在能量悖論計畫中，你將藉由在計畫中加入一些快速動作（我稱為「零食」）來解除困境，這些動作將**開啟**你的能量工廠，而不會拖慢它們的速度。

就如「微生物群—腸—腦軸線」是雙向的，壓力與腸漏性炎症也是雙向的。遭受壓力的腸道會造成精神壓力與不安，再通過迷走神經將不安傳遞**回**腸道，如此循環下去。這讓我們從新的角度解釋如果你長期感到疲勞，壓力管理不只是一個選項，而是必須採取的動作。你必須主動抓住要害，找到適合自己的方式來處理。

我常提醒我的病人，生活和壓力並不是**針對**你而來。事件發生了，有時很具挑戰性，而你的身體可能會產生失調的壓力反應，或是你偶然發現這種反應，進而主動控制並找到排解的方法。也許有人告訴你你，「戰或逃」的反射完全是無意識的，你的身體受到大腦中古老「爬蟲類」部分的刺激，反射性地分泌壓力激素好對付傳說中的劍齒虎、處理違規停車的警察，或刻薄的老闆。然而，這個存在已久的理論，不再被認為是正確的；科學現在顯示，你**有意識**的思維可以啟動壓力激素網絡，並透過此中關聯影響腸道，或是讓其平靜下來。在本書的第二部分，我們將探討如何用精神力量來減少和管理壓力，同時讓「腸—腦軸線」恢復正常。

胰島素阻抗的大腦

除了靜悄悄的、不為人知的神經炎症，現代人的大腦也會因為粒線體堵塞而陷入困境。如果你的粒線體工作量過重，不堪重負，你肯定也會有同樣的感覺。

就我治療那些已經失去精神敏銳度病人的經驗，我可以證明，當你失去幹勁，發現自己愈來愈健忘時，你的大腦很有可能正在失去胰島素敏感性與新陳代謝靈活性。就如你身體裡的其他細胞，藉由對胰島素的作用產生阻抗來保護自己一樣，你的神經元會因為胰島素被神經醯胺阻斷，而無法獲得葡萄糖，我們在前面曾經講到過這點。沒有燃料供粒線體製造能量，神經元無法正常運作，你又怎麼能清晰地思考？如果你的空腹胰島素水準達到 9uIU/ml 以上，我可以保證，你的整個身體，包括大腦，都有胰島素阻抗的情形。這意味著你已經失去從儲存的脂肪生成游離脂肪酸與酮的能力，無法以它們作為粒線體的替代燃料；簡單來說，你已經失去新陳代謝靈活性。不幸的是，典型西方飲食導致神經醯胺誘導產生的胰島素阻抗在大腦中發生，讓大腦失去能量，使炎症加劇，並阻止粒線體的正常運作。簡直就像腦袋被撞了一下！

就像其他細胞一樣，少量的胰島素是與神經元受體溝通的必要元素。胰島素在你的血液中有一個「最佳位置」，透過平衡飢餓素與調節食慾來支持你整體的健康，幫助減少神經炎症，讓你的認知保持敏銳。然而，當你體內的胰島素受體變得更加絕緣時，同樣的現象也會發生在神經元上。你可能**還沒有**聽說過第三型糖尿病或大腦糖尿病（但你可能聽過第一型和第二型糖尿病），不過有鑑於研究的進展，這很快就會成為一種常見的診斷。第三型糖尿病泛指神經系統功能衰退，從輕度認知障礙到完全的失智症都包括在內，這些症狀幾乎都以大腦的胰島素阻抗為前提。我在上一章提過，「糖尿病前期」的說法並不準確；如果你被診斷為糖尿病前期，你早已有胰島素阻抗了。同樣地，我「一點」也不想低估大腦糖尿病，它就是需要如履薄冰的病症。

有一些方法可以確保你的大腦保持（或恢復）對胰島素的固有敏感性，也就是說，它能聽到胰島素的門鈴，打開門讓能量進來，獲得神經保護作用。我們會在第二部分詳談這些策略，但它們是以下列四大目標為基礎：

1．透過精心排定的進食時間，減少粒線體的工作負擔。
2．去除讓糖分快速進入體內的食物（這些食物會提示胰臟製造更多胰島素，進而讓細胞產生胰島素阻抗）。
3．在飲食中加入核桃、橄欖油與芝麻油等，這些都能抑制神經醯胺的產生。
4．餵養腸道細菌，藉由它們製造的化合物來保持對胰島素的敏感性。

神經元有能力長出新的樹突，就像植物會長出根和芽一樣。這些新樹突讓你能在神經元之間不斷建立新的聯繫，幫助你保持思維的敏銳與清晰，以及良好的記憶力。但是，如果沒有能量，它就做不到這一點，因為飢餓的神經元無法長出新的樹突。這是你玩再多數獨和填字遊戲都無法彌補的。如果你想要清晰警覺的大腦，在今天和接下來的每一天，你都要**幫助**大腦獲取能量。而這一切都從你餵養它的方式和內容開始。

能量迷思之五：念珠菌過度生長讓我疲憊不堪

將慢性疲勞歸咎於真菌，似乎已經成了一種趨勢。然而，在我的經驗中，念珠菌過度生長並不是能量枯竭的真正原因。念珠菌是每個人體內都有的正常酵母菌，也是住在腸道中的諸多酵母菌之一。念珠菌本身無害；不過，當念珠菌在食物競爭中勝過其他細菌，並開始過度增長，就會成為問題，會導致所謂的「念珠菌感染」。這種不平衡可能發生在抗生素療程將你的腸道夥伴消滅殆盡以後，或是高糖飲食導致的結果，因為糖分基本上會促進念珠菌的繁殖。

在我看來，念珠菌感染已經成為一種過度診斷的疾病，但其實解決真菌過度生長並沒有那麼複雜。曾有患者告訴我，他們正在遵循嚴格的抗念珠菌飲食，搭配膳食補充劑，甚至抗真菌藥物來「殺死念珠菌」。我的建議是看看你的飲食，去除單醣（包括水果中的果糖）、精緻穀物，以及飽和脂肪；因為這些都會優先餵養微生物群系中無益的細菌。當你取出壞東西，放進好東西以後，腸道自己就會隨著時間慢慢恢復平衡。重點是，不要完全殺死念珠菌。你不會希望這樣，因為儘管它們的效用可能還是個謎，所有細菌都各有其作用所在。

舉例來說，你的腸道中本來就有會吃麩質的細菌，這些細菌會大量食用麩質，替你分解那些蛋白質，降低它的危害。當你完全不吃麩質時，你可能會把那些益菌餓死，反而害了自己，結果偶爾吃一口麩質都會變得難以忍受。能夠對抗溜進你飲食中奇怪麩質的天生防禦系統已經消失了。這就是我提倡在所有可能的情況下，自然地重新平衡生態系統，而不是試圖消滅任何一個成員的原因。這讓我想起把狼從黃石公園移走的錯誤，導致麋鹿大量繁殖生長，對整個生態系統造成破壞。解決之道是殺死麋鹿嗎？當然不是，只要重新引進狼，在幾年之內，就能恢復正常的平衡。

chapter {6} 第六章

關鍵在於時機(與正確的選擇)

在本書開頭,我曾以一個簡單的方程式來解釋人類能量是如何產生的,即 $E=M^2C^2$。走筆至今,我們已經澈底探討了這個方程式的前半,也就是微生物群系與粒線體這兩個「M」。我們知道,能量有賴於健壯且多樣化的腸道細菌群系,以及高功能的粒線體。現在讓我們看看最後幾塊拼圖,也就是方程式中的「C」。這是方程式中最容易操作的部分,能夠幫你恢復幹勁,並以比你想像中更快的速度幫助你重新找回自我。

但我必須坦白說:這段旅程會有點不舒服。「不舒服?」我聽到你問:「岡醫師,我想要更多能量,不是不舒服。」好,我了解。身為人類,我們從本質上就不喜歡經歷任何挑戰;我們傾向於熟悉的東西,因為那代表「安全」。不過在這種情況下,熟悉的東西遠非安全,而是導致我們昏昏欲睡、萎靡不振的罪魁禍首。有時候,克服些許不適是件好事。

以我自身為例。年輕的時候,我得步行一.六公里上下學(無論是下雨天,或是得穿過三十公分高的雪之類的)、用手推式割草機修剪草坪、用鏟子鏟雪、用耙子耙樹葉、用手打開和關上車庫的門，甚至得走到電視機旁才能切換頻道。你應該懂了——那是「舊時代」；但長大以後我就不這麼做了。為什麼？因為工作很忙，因為很浪費時間，因為很煩，因為使用那些奇妙發明替自己省點事更容易也更舒適。不幸的是，正因為如此，我和保持細胞與粒線體健康所需要的東西（迫使它們努力工作的挑戰性條件）也漸行漸遠。漸漸地，我坐著的時間愈來愈多、愈來愈舒服，卻也愈來愈疲勞、愈來愈不健康。

讓我們回顧一下我二十年前的生活。如果讀過我從前的作品，你可能還記得，我的生活被一位我稱為「大艾德」（Big Ed）的病人撼動了。大艾德藉由改變飲食，包括完全排除致炎性凝集素並服用膳食補充劑的方式，扭轉了嚴重到無法手術的冠狀動脈疾病。不僅如此，他恢復新陳代謝靈活性、重拾胰島素敏感性與思維清晰，也重新找回年輕時的活力。坦白說，這種戲劇性的轉變著實讓我驚嘆不已。

我先以自己進行實驗（按照我在耶魯大學關於早期人類飲食的論文），在過程中減掉三十公斤體重以後，我成立了康復醫學中心，教病人如何透過食物、膳食補充劑，以及我高度重視的改變進食時間，來扭轉心臟病、糖尿病與隨之而來的自體免疫疾病。由於這種向新飲食模式的過渡往往會遇到一些阻力，我會告訴病人「擁抱他們的飢餓」。奇怪的是，不出幾天，他們的飢餓感就會消失，不再出現。

就我而言，一年中有六個月（從一月到六月），我會把週間的進食時段限制在每天兩小時內，因此一天二十四小時中有二十二小時不進食，週末則讓因為「表現良好」給自己放個假。我把這稱為「每天享受一餐」或EOMAD（Enjoy One Meal a Day的縮寫，我有些病人稱它為「岡德里的每日一餐」〔Gundry's One Meal a Day〕，就成了GOMAD，發瘋了！）。這幾個月的時間剛好對應到一年中自然界食物通常比較少的時期。（在此說明：即使在叢林裡，食物供應也有季節規律變化，冬春兩季食物較少，夏秋兩季食物較多。）另外六個月（對應到食物較豐富的夏季與秋季），我會將進食時段拉長到六至八小時，每日斷食時間為十六到十八小時，以這樣的方式來平衡自己的季節規律。這種限制你攝入卡路里的時間的做法，通常被稱為限時進食法（time-ristricted eating），早在它流行、甚至被發表之前，我就已經在實踐與書寫，可以追溯到我在二〇〇六年出版的第一本著作。我執行這種飲食法剛滿第十八個年頭，而且沒有「發瘋」。事實上恰好相反。不過你也不用驚慌，除非你想要以極端的方式嘗試EOMAD，也就是能量悖論計畫的渦輪加速版，否則沒有人需要「發瘋」。

那麼，當時的我對於這些近年來才得以完整紀錄的事，到底知道些什麼呢？幾十年前，我迷上「激效反應」的概念，或者說對健康有益的壓力。為了了解為什麼拉長**不**吃飯的時間能夠以驚人幅度增進你的能量水準，我們得先了解為什麼些許不適會讓你變得更強壯。

以科學宅的說法來看，激效反應是所謂的**雙向劑量反應**（biphasic dose response）。這是一種生物學規律，描述身體系統如何被低劑量的物理攻擊、壓力源或化學物質活化或「啟動」——即使這些東西在劑量大時是有毒的。

我喜歡用一種更漂亮的說法來描述這個自然法則，也就是哲學家尼采所言：「殺不死你的讓你更強大。」植物十分貼切地詮釋了這個原則。在溫和持續性壓力中生長的植物，不必然會像預期的那樣枯萎或死亡。事實上，它們會製造更多的**異源激效分子**（xenohoemetic，這個詞要強調三遍），即具有保護性的化合物，例如葡萄中的白藜蘆醇，或是我們前面提到的褪黑激素，這些化合物會反過來促進植株的健康，所以當我們攝入這些化合物的時候，它們也會促進我們的健康。激效反應基本上是對所有的活體生物、細胞、粒線體與基因說：「困難時期即將到來，我們要變得更有彈性、更強壯、更健康，才能存續下去。」我的一位朋友兼同事，哈佛大學著名長壽專家大衛・辛克萊（David Sinclair）博士，將這種身體系統面臨的輕微壓力稱為「一種感知逆境的狀態」。挑戰性沒有高到能造成實際破壞，但又足以**讓細胞留下日子會變得很艱難的印象**。對於恢復你的能量，這是個非常重要卻也反直覺的概念，所以我再次重申：即使感到疲勞，挑戰你的身體是有益的。這是在某種意義上欺騙你的生理，讓它向環境發送訊號，打開對逆境預設反應的開關。而控制飲食時間，是實現這個目標的一種方法。

不過在這裡我們不用著急：我會讓你逐漸延長白日（與晚上）不吃東西的自然時間。不進食的時間叫做「斷食」，不過我指的是一種非常特殊的斷食形式，即時間控制進食（time-controlled eating），這與限時進食法有著微妙卻重要的區別。讓我們講清楚：你不需要減少進食量或計算卡路里。我只是想控制你吃下那些卡路里的時間。

不適：一點就夠

我們的身體不僅是為挑戰而設計的，更可以在恰到好處的感知逆境中茁壯成長。所以，現代人對於不適的閃躲讓我們陷入某種循環。儘管我們可能不喜歡，但我們**需要**適度的生物壓力源與環境壓力源。舉例來說，近期大量有關斷食優點、冷凍療法（cryotherapy）、甚至熱療／三溫暖療法的研究都顯示，這些介入方式能帶來真正的健康益處。這些狀態都會讓我們感到不適，但在某種意義上，它們是自然的驅動力。當暴露在暫時缺乏食物或極端冷熱的輕微壓力時，細胞會採取協調性的**適應措施**，刺激它們清理、修復並恢復自身，同時平息各種炎症。斷食本身可以導致抗氧化防禦、**DNA**修復、蛋白質品質控制、粒線體生合成（mitochondrial biogenesis）與自噬作用（autophagy）等諸多表現的增加，以及炎症的負調控（downregulation）。

好消息是：我不會要求你停止進食。我只是要讓你**調整吃飯的時間**，而這也是能量方程式中的兩個C，我稱為「計時攝食」，因為這與協調進食的**時間**，以及在這些進食時段期間要吃些**什麼**有關。這是一種以可控形式攝入卡路里的可行方法，能保護並促進粒線體功能，提高製造能量的效率。它還能改善微生物群系的多樣性與數量，並改變它們的晝夜節律。除了重置微生物群系的時鐘，計時攝食也有助於重置存在於你每一個細胞中的晝夜節律，幫助上調許多幫助你維持活力健康的基因。雖然聽起來很矛盾，但將能量來源（食物）的獲取限制在有限的時段裡，並在較長的時間內不進食，實際上會增加你的整體能量。簡單來說，計時攝食會調節你提供給粒線體的燃料，以及它們會花多少時間為你製造能量，釋放出更多能量，讓你去做你想做的事！

斷食的詞彙

在深入研究我用於能量悖論計畫的最佳斷食法之前，先讓我們花點時間來定義我們的術語。

很多人可能都知道，斷食就是指在一段時間內不進食的做法。**進食**是一種建造與生長的狀態（幫助組織生成與肌肉生長），斷食可以也應該是一種修復狀態，此時會啟動保護機制，細胞能量系統有時間重新整合、掃描錯誤並修復故障。人體的設計需要這兩方面的時間，它需要長時間處於不為能量處理食物的狀態下，才能切換到「斷食生理」。我前面提過，雖然你的健康肯定與你吃下的食物有關，但是你的體重、代謝、腸道生物群、心臟健康、炎症、睡眠、以及最重要的能量製造，同樣（或更加）會受到你進食的**時間**影響。這些因素尤其會受到你是否在兩次進食之間留出足夠的時間，讓你身體進入亟需的斷食狀態所影響。

然而，**斷食**是一個總稱——並不是所有類型的斷食都一樣。大眾經常交替使用**間歇性斷食**與**限時進食**這兩個詞，但是在營養研究界，間歇性斷食的定義更明確，指的是只喝水或只攝取極低熱量的時間持續約二十四小時，然後是一到兩天的正常進食期。這個定義也包括所謂的五二飲食法，它最早流行於二〇一二年，指每週有兩天只攝取約六百卡路里的食物，其他幾天「正常」進食；另外還有**隔日斷食法**，即吃一天停一天的做法（這種飲食法在小鼠研究中非常流行，但在人體試驗中由於依從性的問題，幾乎都是失敗的）。我的朋友兼同事傑森・馮（Jason Fung）博士還推廣一種較長時間的間歇性斷食，在至少七十二小時的斷食期間通常只喝水，也許補充一些電解質。

另一種形式的斷食結合了卡路里限制與最佳營養，也就是所謂的CRON飲食法（在大多數研究中縮寫為CR），由已故的羅伊・沃福德（Roy Walford）博士推廣，將每日的卡路里攝入量從「正常」水準減少至百分之二十五至三十。這種類型的限制也會觸發**斷食生理**，而且到目前為止，這是除了恆河猴以外，唯一被證明能最大限度延長受測試動物壽命的方法。最後還有沃爾福博士的得意門生，南加大的瓦爾特・隆戈（Valter Longo）博士創造的斷食模擬飲食，是每月一次進行為期五天、攝入八百至一千一百卡路里的純素飲食。這種方法已被證實可以模擬三至五天的清水斷食或一個月的三成卡路里限制飲食的大部分效果。

儘管這些方法能幫助減重，可能也有益於長壽，但我相信它們仍然遠遠不及一個結合限時飲食的諸多好處，還能驅動能量幫浦的飲食計畫。在這個飲食計畫中，一天的第一餐主要由一種燃料類型構成，無論是碳水化合物、蛋白質或脂肪都可以。還記得我們在第四章討論過的「單一」飲食，將飲食限制在同一種類型的方式嗎？雖然我並不推薦連續數月或數年只吃單一類型的食物，但是這種飲食法**確實**有效，因為它們能消弭粒線體的交通堵塞，也就是當你同時攝入太多種不同燃料來源時出現的情況。這就是我將計畫中的兩個C擷取斷食法與單一飲食法的優點，結合限時進食法與單一飲食法起來的緣故。現在你可能會想，有什麼證據可以支持這個瘋狂的混合飲食計畫？這是個好問題。

多年來，長壽研究人員對於兩項與熱量限制如何影響恆河猴壽命的相關研究爭論不休。其一是美國國立衛生研究院（NIH）國家老化研究所（National Institute on Aging）的研究，另一則是威斯康辛大學的研究。這兩項研究都持續了三十多年，比較了兩組恆河猴的健康跨度（沒有與年齡相關的疾病）與壽命，其中一組恆河猴實行熱量限制飲食（減少三成），另一組則是沒有限制的對照組。雖然在兩個研究中，相較於正常進食的對照組，熱量限制組的健康跨度都大幅提升，但只有威斯康辛大學的研究顯示壽命增加。我和其他同儕推測，雖然兩組猴子都攝入了同樣數量的卡路里，但是實際攝入的卡路里組成卻大不相同，其中威斯康辛大學組吃的是相對高糖高脂肪的飲食（高糖指一般的蔗糖，葡萄糖與果糖各半），而國立衛生研究院組的飲食中糖和脂肪含量則較低，纖維和蛋白質較高。但要說明的是，兩組的熱量都有六成來自碳水化合物。由於只有威斯康辛大學組的壽命增加，我與其他長壽研究者認為，這是因為飲食中蛋白質含量較低所致。但這個爭辯仍在持續中。

後來，同樣在美國國立衛生研究院的拉斐爾．德卡波（Rafael de Cabo）博士加入了這場戰局，終於在二〇一八年解決這個問題。德卡波用了兩百九十二隻小鼠，將牠們分成六小組。三小組小鼠吃威斯康辛大學組的高糖高脂肪低蛋白飲食，另外三小組則吃國立衛生研究院組的低糖低脂肪高蛋白飲食。更有趣的是，兩種飲食的每個小組又各有不同的餵食方式，第一小組的小鼠每天二十四小時都能獲得食物，第二小組是將熱量減少三成、每天從下午三點開始餵食一次以縮短進食時段，第三小組不減少熱量但也是在下午三點餵食，以對照出進食**時間**是否導致卡路里限制個體的壽命較長。（我將最後這組稱為「限時進食組」小鼠。）為什麼了解這些這麼重要呢？你可以這樣想：如果你每天少吃三成的食物，而且所有食物都同時來到你面前，作為你每天的口糧，你猜這些食物多久會被吃完？所以，卡路里限制個體果然很快地吃光牠們的食物（高糖高脂肪組最快！完全不意外，一個小時就吃完了）；二十四小時組約莫是一天到晚都在啃食，很不幸地這就是我們的狀況（不過小鼠主要是在晚上進食）；而「限時進食組」小鼠會在九到十二小時內吃完牠們的食物，剩下的時間斷食（順帶一提，這對小鼠來說真的是很長一段時間）。

那麼，我們到底該如何解讀？這裡有整天慢吞吞吃東西的個體，有暴飲暴食的卡路里限制個體，以及全卡路里的限時進食者。你能猜到哪一組表現最好嗎？好吧，只有兩組顯示出具有新陳代謝靈活性的證據，其中並不包含整天吃東西的個體，而是那些長時間不進食的個體。令人震驚的是，無論是高糖組或高蛋白組都是如此，而且只要壓縮進食時段，是限制熱量或是全熱量也都沒有關係。兩組小鼠都發展出新陳代謝靈活性，粒線體可以在燃料之間輕鬆切換。但除了睡覺時間以外都在啃食的小鼠，則欠缺粒線體靈活性。牠們整個卡死了。

最後來講講有關長壽的重點：卡路里限制組比二十四小時進食組多活了將近百分之三十的時間（這不讓人意外），但有趣的是，牠們的飲食組成並沒有影響。好吧，太好了，把書闔上，每天減少三成的卡路里攝取，長生不老。然而，如果你現在真的停止閱讀，你會錯過更重要的重點。請記住，這些卡路里限制小鼠很快就吃完牠們為數不多的食物，**二十四小時內的大部分時間都在斷**

食。至於那些沒有卡路里限制但仍然長時間斷食的限時進食組呢？牠們的壽命比整日進食組長了百分之十一。就人類而言，約莫是延長十年壽命，而且更重要的是，提升我們整體的健康跨度。對牠們影響最大的是不吃東西的那段時間，而不是飲食組成。

想從人類身上得到類似的證據嗎？最近的一項義大利研究顯示，時間限制飲食法在搭配規律運動的時候，特別能產生許多長期性的適應，改善精神與身體表現並防止疾病發生。在這項研究中，兩組健康的運動員吃同樣的熱量控制飲食。其中一組參加者在上午八點、下午一點和晚上八點吃三頓正餐（晚上九點結束，進食時段為十三小時），另一組則在下午一點、下午四點和晚上八點吃同樣的餐食（八小時時段）。八小時進食時段（這是你在能量悖論計畫中會慢慢達到的目標）導致脂肪減少與肌肉量增加，同時降低會推動衰老進程的類胰島素生長因子（IGF-1）。儘管十二小時進食組吃的卡路里數完全相同，卻沒有這樣的好處，體重也沒有減輕。這又在「卡路里平衡理論」的棺材上釘了一個釘子。限時進食法的作用是透過挑戰器官系統，讓它們變得更有彈性、更強壯、更健康。

這裡的重點並不在於斷食的正面效果（我們對此知之已久），最重要的不是你吃了什麼，而是你什麼時候吃以及吃了多久，這對你新陳代謝與能量系統的運作非常重要。然而，在你決定每天只吃M&M巧克力讓自己長生不老之前，還有最後一個但書：當然，長壽實驗的小鼠最終都死了，但有趣的是，高糖高脂肪組死於肝癌的機率比其他任何原因都要高；也許最棒的消息是所有限時飲食組身體組織中的澱粉樣蛋白（出現在阿茲海默症與失智症患者大腦中的斑塊），都比二十四小時進食組要少得多。因此，限時進食法不僅被證明有利於能量生產並提高壽命，也有神經保護的效果。

你的營養知識可能全都錯？

好吧，岡博士，所以猴子和小鼠能從限時飲食法受益。這對我們又意味著什麼？首先，這完全顛覆了傳統認知。試想，將這些研究與其他數百個類似的研究做個對比，長久以來的營養主流是「一天三頓正餐加兩頓點心」，從起床後一頓豐盛的早餐開始，以鄰近睡覺時間的一頓豐盛晚餐（與甜點）結束。許多勢力（包括早餐麥片產業、乳製品產業與柑橘產業等）合謀，讓我們相信一天之中早餐最重要。我認為（請原諒我的直白）這真的很可笑。從演化的角度來看，這個概念是站不住腳的。你的祖先可能會覺得騰出時間吃早餐，然後在接下來的十四的小時內吃一頓豐盛的午餐和一頓豐盛的晚餐，是很奇特的想法。事實上，人體激素操作系統的設計，就好像早餐不存在一樣。

在清晨的時候，你的腎上腺開始分泌更多皮質醇與腎上腺素，釋入你的血液中，讓肝臟產生更多葡萄糖，即使在一夜空腹（即你的身體沒有攝入食物的幾個小時）之後也是如此。很有趣，是吧？這就好像我們身體的設計，無論是否碰巧有機會獲得食物，在起床以後就會啟動。請記住，你的祖先不會在日出時爬出洞穴去煎幾個蛋或倒一碗早餐麥片給自己吃。當時並沒有食物儲存系統，一旦他們找到或覓得一些食物，他們會馬上吃掉絕大部分。

接著，還有這個很糟糕的建議：每天少量多餐，確保血糖保持「穩定」，你的能量就不會「崩潰」。（劇透：如果你的能量水準一天之內在不進食的狀態下不斷地上上下下，可能是個警訊，得去看看新陳代謝是不是有什麼狀況了！）問題就在這裡。還記得那些遵循這種飲食建議的可憐小鼠有著什麼樣的命運嗎？牠們沒有新陳代謝靈活性；牠們無法在醣類耗盡時改用脂肪作為燃料。牠們只能燃燒醣類來製造能量。牠們的壽命最短，沒有新陳代謝靈活性，這和你我想要的完全相反。你很快就會知道，能量悖論計畫將幫助你在過渡期支持你的能量水準。所以，你的血糖不會像其他飲食計畫一樣，在一開始的時候崩潰；此外，斷食會增加更高的胰島素敏感性，這實際上能長期穩定血糖，讓你完全擺脫如雲霄飛車上上下下的情況。

所以，現在讓我們重新思考一下有關身體如何補充燃料的先入為主之見。例如，想想這陣子很流行的高蛋白能量棒與奶昔。它們能像承諾般地幫助你的身體為運動做好準備？很難。首先，消化是耗費能量的，需要大量血液流向腸道才能完成工作。如果血液正要消化你的餐食或點心，就不會有太多血流留給你的肌肉。事實上，談到運動前要吃什麼的時候，研究顯示運動員在空腹狀態的表現其實更好。稍微延遲一頓飯的情況下，我們的身體非但不會慌亂，在空腹時反而表現得更接近最佳狀態。試想你在遠古時期的祖先，他們沒有冰箱，也沒有裝滿補給的儲物櫃。如果他們有十三小時、甚至幾天沒有吃東西，他們需要比平時**更多**的清晰、專注與衝刺力，以確保他們在下一次機會到來時能捕獲多汁的魚或野味！或者有力氣走十五到三十公里的路去尋找可以吃的食物。因為對身體來說，自然的節奏就是盛宴，接著是饑荒——或至少得等一段時間才會有下一次進食的機會。你的身體預期在這盛宴與饑荒這兩種狀態之間會產生波動：進食，然後斷食，然後進食，然後斷食。在這兩個極端之間搖擺，你細胞裡的時鐘會幫助你保持新陳代謝正常，控制你的炎症。

限時飲食法會重置你的生物時鐘

正如你所讀到的，身體活動會對環境中的日常波動做出反應，簡單來說，就是讓你的身體遵照一份時間表。我們通常把光照當成設定這個時間表的主要訊號：光線與黑暗之間的變化會提供數據給你身體的主要晝夜時鐘（即視交叉上核），這些數據向激素發出信號，以活化或停止你能想到幾乎所有過程的基因，從短期能量生產到長期的抵抗力與疾病都包括在內。就像植物一樣，人體的設計是要與太陽的週期與自然世界的節奏同步生活。也許你已經體會到，當工作到很晚、通宵，或是經常跨越時區，體重、情緒與其他功能都會隨著你的能量而受到影響。身體預期的日夜規律被打亂了，驅動睡眠、新陳代謝與抗炎的激素全都混在一起。但最近才發現的是，你的飲食模式也會向體內的時鐘發出信號，活化新陳代謝、能量與整體健康的重要途徑。

除了視交叉上核以外，你身體裡的所有細胞也有自己的時鐘（稱為周邊時鐘〔peripheral clock〕），而且它們特別適應進食與斷食的波動。連你的微生物群系也有晝夜時鐘。這些不同的時鐘都預期一天中有一段時間是吃飽的，而剩下大部分時間是空腹（斷食狀態）。當你因為花費太多時間消化和處理食物，而不給它們斷食的時間，你的生物時鐘就會得到「錯誤的時間」，無法開啟你能量系統發揮最大作用所需的所有活動。

在人類演化的大部分過程中，我們按照可預測的時間表進食，時間安排取決於陽光。就如我前面提到的，沒有早餐，天黑後也不吃東西。（而且，以前人類如果在天黑後吃東西，是持續暴露在紅色與橙色的火光下，不像現在是藍光。）夏天有更多光線用於狩獵、採集與進食，因而進食的時間較長，冬天進食時間則較短。我們的晝夜時鐘就是按照這種自然節律發展而成；在一天中的某些時段，我們的基因會把大量資源引導到三磷酸腺苷生產線上，而其他時段則分配給修復時間。當我們按照這種自然節律進食時，身體就能達到最佳狀態。

讓我舉一個例子，說明這在當今世界如何進行。伊斯蘭教的信徒要遵守齋月的規定，在齋月期間，教徒從黎明到黃昏都要禁食禁飲，只在日落後吃一頓飯「破戒」，然後睡覺，在日出前再吃一頓飯，作為黎明祈禱的前奏。齋月每年一次，連著三十天進行這種儀式。

針對伊斯蘭教徒群體（全為志願者）進行的研究顯示，這種在齋月期間限時進食的做法，對參與者的短期與長期健康都有顯著的益處。致癌基因受到抑制，保護性的蛋白質製造基因則得以**開啟**。研究人員發現，許多有助於調節胰島素、正確代謝醣類與脂肪（因此能促成更有效的能量製造）和保護神經元免受損傷的蛋白質都增加了。更棒的是，幫助粒線體自我修復的蛋白質，以及那些能平息受免疫驅策的炎症與其他系統性炎症來源的蛋白質，全部都提升了。因此，只是透過改變飲食模式與「重置」經常因為現代生活方式而受到擾亂的晝夜時鐘，研究參與者就能獲得一系列能促進健康的益處，而且其中許多都是能量促進劑。

今天，我們大部分人的生活方式與齋月禁食完全不同。不幸的是，疲勞流行病與現代疾病正告訴我們，生理時鐘是無法擊敗的。加州索爾克研究所（Salk Institute）晝夜節律研究者薩欽・潘達（Satchin Panda）博士進行的另一項以志願者為對象的研究顯示，將你的「進食」時間（無論是對人還是對老鼠）減少到十小時，留下十四小時不進食，比起十五小時進食、消化九小時，或更短時間不進食，還能帶來更大的好處。潘達博士發現，即使是稍微超重的人，只要將進食時段縮減到十小時，也能重置細胞時鐘並減輕體重，變得更有活力、睡得更好、情緒更佳、思維更敏捷——這一切都能在短短幾個月間發生。

如果你好奇改變飲食時間表如何能導致改善情緒與認知等益處，這是因為斷食提供給你的大腦一個很好的挑戰（激效反應），此時大腦會活化壓力反應途徑來迎合這個挑戰，而這個途徑可以幫助你的大腦應對壓力並抵抗疾病。（即使你具有容易罹患神經退化性疾病的基因也適用：對於利用基因工程使罹患帕金森氏症與阿茲海默症的小鼠，斷食可以保護小鼠神經元，讓牠們在迷宮裡進行學習與記憶測試時能有更好的表現。）請記住，在空腹狀態下，你的大腦可以變得更加敏銳清晰，因為你的大腦感知到，它最好幫你找到一些食物，馬上！如果你不趕快得到或抓到獵物，那就要下台一鞠躬了。

你的粒線體會看時間

晝夜節律的影響很大，它甚至支配著你要製造多少能量以及何時製造。巴塞爾大學（University of Basel）的一項研究，首次證明細胞能量代謝究竟是如何跟隨晝夜時鐘的節律發生——這一點迄今仍然有些神祕。這與**粒線體分裂—融合週期**（mitochondrial fission-fusion cycle）的節律有關，這個週期是粒線體與生俱來的特徵，讓粒線體能以連接的網絡融合在一起，然後進行分裂。粒線體網絡會透過一種叫做 DRP1 的蛋白質與晝夜節律時鐘互動。這種節律對於決定粒線體應該提供多少能量，以及何時提供能量，是不可或缺的。因此，一天中不同的時間會影響細胞的能量容量，看起來有道理，對吧？但反過來說，如果晝夜時鐘失調，就會導致粒線體網絡失去節律，細胞內製造的能量也會減少。這也是晚上熬夜瀏覽社交媒體，會讓你隔天感覺無精打采的另一個原因。這不僅是因為垃圾光線讓你的褪黑激素水準下降，也是因為你實際上已經藉由擾亂身體的生理時鐘，損及細胞的能量生產。

酮：發出修復信號的燃料源

在第四章中，我談到你的身體在理想情況下會如何在燃料源之間切換，或是按時間表「波動」。如果你還記得，葡萄糖與脂肪酸是粒線體用來製造三磷酸腺苷的主要燃料來源。吃完飯以後，葡萄糖被用來產生能量；多餘的糖分會被轉化成肝醣（葡萄糖的儲存形式），如果剩餘的糖分更多，則會被轉化成脂肪，儲存在脂肪組織中。一般情況下，從飯後十小時開始，所有的葡萄糖都會用完，包括細胞中儲存的肝醣。你的細胞會感受到油箱空了，於是叫道：「葡萄糖儲存都沒了！我們需要其他燃料！」這種對能量的呼喚會觸發機制，讓脂肪細胞藉由激素敏感脂酶的活化（現在不再被胰島素抑制）而釋出脂肪，分解成游離脂肪酸與甘油，它們可以自由循環進入所有細胞（除了大腦），進入粒線體生產線，並被用來製作三磷酸腺苷。在距離你上一餐大約十二小時左右，有些脂肪酸會被運送到肝臟，在那裡轉化成酮。稍微回顧一下，游離脂肪酸無法輕易或快速地進入大腦，因此在空腹狀態下，酮會成為大腦粒線體的主要燃料來源。當粒線體以這種方式成功「切換」能量來源時，有助於建立你的新陳代謝靈活性——而且你愈是這麼做（增加兩餐之間的時間間隔），新陳代謝就愈靈活，胰島素敏感性也會更高。新陳代謝靈活性愈高，就愈能有效地處理各種燃料。換句話說，你最喜歡的碳水化合物就更不可能在之後變成腹部脂肪囤積起來。這才是我想說的！這是解放！

你也會開始獲得斷食生理的保護作用。酮是強大的信號分子，它會告訴你的粒線體、細胞與器官要重新啟動、恢復精神、讓自己充滿活力。當你進食的時候，體內的酮水準往往很低，但是在進食後十二小時，酮水準會迅速上升（到二十四小時斷食的時候，酮水準會顯著上升）。讓我們確定一下你是否看到其中的關聯：你的細胞在晝夜時鐘的引導下，會對燃料來源的波動有所預期，這取決於你是進食還是空腹。當你兩餐之間相距**至少**十二小時的時候，你就會進入一種游離脂肪酸與酮占主導地位的狀態。正是這些傢伙向你的細胞與粒線體發出信號，告訴它們日子可能不好過，沒多少食物可以吃（至少在它們看來），所以你最好確保所有系統都處於巔峰狀態。細胞效率提高，粒線體啟動保護與修復過程，其中包括針對過度生產且具破壞性的活性含氧物的抗氧化防禦（專業術語是**粒線體活性氧誘導適應性效益**〔mitohormesis〕，或稱**粒線體興奮效應**）。粒線體複製的致有絲分裂會啟動，另一個稱為**自噬作用**的細胞清理系統也會開啟。自噬作用會移除受損的分子並回收它們的成分，從而減少炎症。你不知道的是，斷食還會幫助你的粒線體增加硫化氫的產量，硫化氫可說是一種替代燃料，在三磷酸腺苷生產受損時特別有用——這正是我們在尋找的額外支援！硫化氫基本上會讓粒線體更加強壯。

這種細胞級聯反應對你和你的能量有著非常大的益處。你不但藉由訓練細胞使用脂肪酸作為燃料，恢復新陳代謝靈活性和能量效率，還能受益於酮體向細胞能量系統發出的信號，讓這個系統進行維持正常運作所必須的維護工作。這就好比道路養護人員得到信號，高速公路上沒車了，它們可以上去補洞、修柵欄，讓整個系統能正常運行。（順道一提，斷食生理也有助於腸道幹細胞再生與修復腸壁，所以會吸取能量的炎症也能得到緩解。）

現在把這種狀態和你身體裡目前發生的事情做個對比。從日出到日落再到夜晚，脂肪、碳水化合物與蛋白質等多種燃料同時且持續不斷地抵達，然後需要額外的時間來消化、吸收與加工成三磷酸腺苷，讓你超過最佳停止進食時間，連著好幾小時保持在「進食狀態」。請記住，一般人每天幾乎連續進食十六小時，讓超負荷工作的粒線體和腸胃沒時間追趕，更不用說有任何時間休息了。

如何生酮

葡萄糖供應量太少，無法滿足大腦能量需求時，肝臟就會製造酮。有助於生酮的狀況如：至少十二小時的斷食時段期間；幾乎完全去除飲食中的碳水化合物時（即一般所謂的低碳水化合物飲食或生酮飲食）；缺乏大量蛋白質的情況；長時間劇烈運動期間；或真的在挨餓（我希望你不會經歷這種情況）。如果想要促使身體生酮，你也可以服用某些預製的酮補充劑與／或能在肝臟中轉化成酮的脂肪。換言之，確實有一些方法可以「欺騙」你的身體，讓身體加速生酮，而在能量悖論計畫中，你可以運用每日斷食時段搭配額外策略來達到這個目的！

最佳進食時段

現在你可能會想知道，你每天的進食與斷食時段需要多長時間，才能獲得這些好處。一般來說，我建議你每天吃飯的時間不超過十二小時，理想情況下，可以調整到六至八小時的「最有利時段」。這個時段可以是早上十點吃第一餐，下午六點吃完最後一頓（或除了水和茶以外的飲料），中間留下十六小時的斷食時間。或者，假使你是晨型人，你可以在早上七點吃第一餐，下午三點吃完飯。哇，這相當嚴苛啊！在你把這本書扔出窗外之前，我求你有點耐心。我還會提供許多運用計時攝食來恢復能量的選擇。就如作家馬克．吐溫所言：「習慣就是習慣，不該被扔出窗外，只能一步一步地引下樓。」

走筆至此，你還跟得上嗎？好吧，聽著，我不會讓你一開始就將進食時段壓縮到六小時。這種跳躍式的做法對八成的讀者都太具挑戰性，因為大部分人就像我的許多病人一樣，在我第一次看到他們的時候，都得花上很大力氣才能做出如此巨大的改變。我經常在有人開始實施生酮飲食或間歇性斷食的時候看到這種現象。他們有胰島素阻抗，也還沒有新陳代謝靈活性，在葡萄糖用完的那一刻還無法使用游離脂肪酸，因此在燃料來源失效的情況下，他們會有幾天完全喪失能量、頭痛、運動表現降低。對許多人來說，這種不適感破壞了他們的努力，於是他們在獲得任何好處之前就放棄了！放心，跟著我的計畫，不會有這種情形。在本書的第二部分，我們會一步一步往前走，每次調整一小時，直到達成你的目標。現在，這裡真的有個好消息：你不用改變你的卡路里攝入量；你不用「節食」。相反，你可以把它當成讓粒線體進行六週水療。而且，如果你的飲食已經相當健康，不含有害的工業脂肪與醣類，或是已經試過生酮飲食、純素或肉食等，但成效不彰，仍然感到遲鈍、頹喪或渾渾噩噩，你在進行這個計畫以後將會明白，掌握進食時間的藝術，終將能讓你得到一直想要的結果。

酮的悖論

好吧，我相信曾經嘗試過生酮飲食的讀者會迫不及待地想要問我：如果生酮用作燃料對身體好，難道我不應該一年三百六十五天、每天二十四小時都嚴格遵循低碳水化合物飲食，讓自己一直維持在「酮症」（ketosis）狀態嗎？（這是一種生理狀態，在這種狀態下，你的身體會一直製造大量的酮，而不是像我描述的那樣，於進食斷食的節奏中在入酮與退酮狀態中循環。）我的答案是：不可能。

現在該是時候挑戰生酮飲食派認為因為生酮飲食「燃燒乾淨的能量」，因此長期生酮飲食有益的想法了。顯然，低碳水化合物飲食是必要的，因為現在有很多人（經常被引用的數據高達七成五）是「碳水化合物不耐受」。就連我的好朋友馬克．海曼（Mark Hyman）博士也曾經在推特上引用這個數據。我實在太常看到這個數字，所以去找了它的出處。看吧，這其實是對數據的誤讀。

這個統計數字的來源論文，根本與碳水化合物不耐受無關；它是說，世界上有七成五的人是**乳糖**不耐受，因為他們沒有製造乳糖酶的基因，無法製造乳糖酶去分解牛奶中的乳糖。好了，由於乳糖是一種碳水化合物，連連看，琢磨一下，就變成七成五的人是「碳水化合物不耐受」。嘿，我一看就知道這是個可笑的假論點。所以，很抱歉，我們之中**沒有人本質上是碳水化合物不耐受**。提醒一下，這也是為什麼杜克米飯飲食法或沖繩飲食法這些基本上由百分之八十五到百分之百的碳水化合物構成的飲食方法，可以藉由選擇單一燃料，而且每次只用一種燃料供應粒線體生產線的做法能夠發揮作用，即使在糖尿病患者身上也是如此。

好了，不要誤會我的意思，我不是反生酮，也不是推崇杜克米飯飲食法。這樣說好了，就促進粒線體健康、增加甚至保持長期肌肉量方面而言，標準生酮飲食（高脂肪、低碳水、低纖維的非限時飲食）並不理想，而且也不會給你更多的能量；這也許可以解釋為什麼這麼多人最終還是放棄生酮飲食。事實上，長期攝取高脂肪的生酮飲食會導致炎症、體重增加和胰島素阻抗，而這些都是採用生酮飲食的人想要治療或避免的事情！此外，對脂肪等巨量營養素的井蛙之見，讓許多人忘記要餵養腸道細菌足夠多樣性的纖維素，讓它們能藉此為你製造後生元。

所以，和你被引導相信的事實不同，遵循生酮飲食與燃燒高效燃料的酮無關，而是與酮類β—羥基丁酸與乙醯輔酶A（acetyl-CoA）的信號功能有關，它們會告訴你的粒線體，現在食物不夠了，所以你猜怎麼著，所以應該要製造更多β—羥基丁酸和乙醯輔酶A了，因為艱困時期已經到來。遺憾的是，我們忽略了酮和丁酸鹽到底在跟粒線體說什麼！粒線體並沒有因為**燃燒**酮而變得更有效率，它們的效率其實變得更低，同時在生產線上增加更多粒線體（工人），以防止自己受傷，否則生物體就會死亡。（要證明這點並不難，只要將外源酮以藥錠或飲料的方式餵養給動物或人類，他們體內的粒線體就會出現這些效應，就好像他們真的在斷食一樣。）

請記住，在自然界中，慢性酮症只會在挨餓時發生，其結果是抑制蛋白質合成，伴隨著肌肉萎縮，因為你甚至無法製造足夠的酮來滿足大腦，所以會借用肌肉的蛋白質，透過葡萄糖生成作用（gluconeogenesis）在肝臟中製造葡萄糖。也就是說，當你強迫自己一年三百六十五天、每天二十四小時都維持在入酮狀態，可能會變得過瘦，甚至憔悴枯槁。酮症會遵循我們討論過的激效曲線，亦即：完全沒有很糟糕、一點點則恰到好處，太多就非常可怕。

在計時攝食中，你將能處於一個「最有利位置」，此時酮會作為信號分子在身體裡循環，告訴你的細胞進行必要的修復工作，並盡可能提高粒線體的安全與健康。你會遵循身體所預期的自然波動節律：在控制進食期間，你的葡萄糖水準增加、酮水準下降、細胞增加蛋白質合成，進行生長與修復——這樣你就不會經歷肌肉量流失或肌肉萎縮的情形。你不會停留在一個持續發出「饑荒即將到來」信號的狀態，這些信號在第二天到來之前會先行消失。這意味著你的生物時鐘會同步，新陳代謝會在方程式中兩個同樣必要的部分之間來回擺動，具有最大的靈活性，因此也具有最佳的能量生產。進食幾個小時，再斷食幾個小時，然後重新開始這樣的循環。還有，作為獎勵，週末可以休息一下。簡單吧！

動一動，好推它一把

我想在此強調關於計時攝食的另一個細微差別：運動可以提高斷食的所有益處，幫助你訓練新陳代謝，使之變得健康靈活，並創造讓細胞與粒線體的清理工作能達到巔峰的條件。你看，運動是另一種挑戰，能迫使你的細胞適應並獲得彈性——這是你的DNA經過演化而能預期的另一種激效作用。我知道，有些人可能覺得累到不想動（我幾乎可以聽到你們抗拒的聲音！），但相信我，運動很重要。

肌肉是你的新陳代謝器官，也是糖與脂肪主要的消耗者，如果你使用它們，就能隨時為你的能量產生系統工作。你可以將它們想像成你的燃料儲存槽，在你吃下食物後迅速消耗掉葡萄糖，多餘的葡萄糖則儲存為肝醣的形式。你攝入的葡萄糖約有八成會儲放在那裡，直到需要時才取出來使用。運動需要運用這些葡萄糖存貨，促使身體更快速地消耗它們，由此用盡儲存的肝醣，達到「轉換點」，讓你能更快地燃燒游離脂肪酸。正確的運動方式有助於增加肌肉量，創造更多儲存槽。同時，運動也能刺激肌肉分泌肌肉激素（myokine），這是一種信號化學物質，不但能調節提高胰島素敏感性的激素，還能刺激大腦中的神經元健康。此外，運動還能改善胰島素敏感性，讓肌肉在消耗掉肝醣儲存後不得不使用游離脂肪酸作為燃料，進而提高新陳代謝靈活性（正是要獲得更多能量的方式）。運動愈劇烈，這種效果就愈明顯。

現在想像一下按照定時飲食計畫的狀況，你在長時間斷食狀態下開始一天的生活，並加入運動時間。一切都會變得更好：首先，在斷食狀態下使用肌肉，可以促進更多致有絲分裂的發生，因而產生更多能量。（還記得史丹佛大學的研究嗎？只有不具胰島素阻抗的運動者才能獲得益處。）究竟哪種運動能促使多少粒線體複製，目前尚未有定論，不過當你剛開始進行的時候，任何運動都能帶來好處。肌力訓練或阻力訓練似乎是促進致有絲分裂的有效方法，我建議每個人每週都在健身計畫中安排幾次，無論是徒手訓練或重量訓練皆可。

然而（這是個關鍵警告）在運動前吃東西，會阻斷大部分或所有的益處！你愈健康愈強壯，就愈難藉由運動促成致有絲分裂，因為你已經遇到過許多挑戰，做了相當大的適應。這就是空腹狀態下運動的好處（也就是說，理想狀態最好是在空腹一整晚與隔日早上第一餐之前做運動）。對於已經具備一定肌肉力量的人來說，斷食與運動有相輔相成的作用，能增加代謝靈活性並增加致有絲分裂，真正讓你用最小的代價獲得最大的收益。（然而你也不要在放下槓鈴的那一刻就吸下一大口修復奶昔。應該讓身體稍微停留在運動後空腹狀態，才能真正獲得益處，所以請至少等二十分鐘再吃東西！）

其次，在運動過程中，大腦會增加被稱為神經滋養因數（neurotrophic factor，通常寫成 BDNF 與 FGF）的蛋白質產生，這兩種蛋白質都會促進樹突與軸突的生長，促進並加強突觸的形成，甚至有助於生成新的神經元。猜猜這些能轉化成什麼？更好的情緒與更清晰的思維！矛盾卻也奇妙的是，你在消耗能量的同時，卻反而感到更有活力。

方程式 $E=M^2C^2$ 其中的一個「M」在這裡也有其作用。你有沒有想過，為什麼有些人每天運動，看起來很瘦，但是其他人做同樣的例行運動卻沒有同樣的效果？原來，你的腸道細菌決定了你的身體能否對運動產生正面的反應。事實上，對於第二型糖尿病病人而言，運動的效果取決於他們的微生物群系組成。微生物群系健康多元的人採用運動計畫時，會表現出對胰島素的敏感性、體重減輕；但微生物群系失衡的人能感受到的益處比較少。所以，是的，這些都是有關聯的。你必須透過運動來掌握能量方程式，需要健康的腸道微生物群系才能從運動中獲得最大的益處。如果你曾堅持運動計畫，卻因為效果不彰而感到沮喪，我希望本文能為你帶來希望。也許不是你的問題，而是你腸道夥伴的問題！別擔心，這個計畫也有助於保持腸道細菌的健康。

吃肉嗎？趕快動一動！

我知道我們一直在講能量，但是我忍不住要分享另一個原因，說明運動的效果對你的微生物群系為何如此重要——特別是如果你的飲食中含大量肉類。我們的細胞透過稱為哺乳動物雷帕黴素靶蛋白（mTOR）的感應器來協調生長、代謝與維持等大部分工作。當這個信號通路失調時，你會衰老得更快、更容易生病。我們這些研究長壽的人早就知道，飲食中動物性蛋白質含量過高，比植物性蛋白質更容易過度刺激哺乳動物雷帕黴素靶蛋白，導致訊息混亂，這就是如果想延年益壽應該捨棄過多動物性蛋白質的原因。然而現在我們也知道，運動能促進某些腸道細菌分解這種導致過度刺激的支鏈胺基酸（肉類蛋白質的結構單元）。換言之，運動**保護**免受攝取過多肉類的潛在危害。這就解釋了為什麼許多遵循「原始人」飲食法的人，在大量食用全草飼肉類的情況下，還能顛覆長壽專家的期望，擁有絕佳的健康狀態：這些人通常會舉重、用力衝刺、並維持著令人羨慕的運動日程。（雖然我們還不知道他們能活多久，畢竟原始人飲食法出現的時間並不長。）這一切都顯示，只要你能給予腸道夥伴它們需要的活躍生活方式，它們就會把你給照顧好。

我們要講的就是這些了。走筆至此，你已經了解到我們是如何讓自己走到吃過飽、動力不足、而且有些畏縮的田地。你也了解到，要讓能量恢復正常、重振精神，必須要照顧好微生物群系與粒線體這兩個「M」，以及掌握「計時攝食」這種新飲食模式的兩個「C」。合在一起，你就能得到「E」，也就是能量！在接下來的幾週內，你可以開始建立新的習慣，結束你長期精力不振的情形，重新振作起來，走上一條讓你能終生受益的道路。準備好要開始了嗎？讓我們把握時間，該是把你的幹勁找回來的時候了。

能量迷思之六：女性更年期／男性更年期的迷思

我的診所位於兩個抗衰老醫學的溫床：加州的棕櫚泉與聖塔芭芭拉。我可以證明，激素診所在南加州幾乎是無處不在，就像西雅圖或波特蘭的咖啡館一樣多，這個說法毫不誇張。為什麼？有個廣為流傳的迷思，認為隨著生命走到特定階段，能量會「自然」下降，精神敏銳度也會降低，也許（對生命與其他事物的）慾望也會減少。我們已然對錯誤想法根深柢固，以為恢復二十五歲的性激素水準（女性的動情素、黃體酮與睪固酮，男性的睪固酮與生長激素）才是精力、性慾和耐力的關鍵。我可以理解，畢竟青春的誘惑令人難以抗拒。但這個想法其實是種誤導，而且可悲的是，我親眼看到激素替代療法在患者身上有著什麼破壞性的效果，從男性長胸到女性得剃手毛和刮鬍子都有。更何況這種療法還會促成激素敏感型癌症的發展，如乳癌、卵巢癌和前列腺癌，我看到許多前來尋求癌症治療的新病患都同時在服用這些激素。此外，睪固酮替代療法是否能改善年長男性的表現、精力或肌肉量，目前還沒有定論。

我不是反對激素療法，事實上，在血液檢查與／或症狀證明合理的情況下，我也會開出這樣的處方。然而，這肯定不是我解決能量水準低下的辦法。就我執業的經驗來說，大約有百分之五的停經後女性對動情素的缺乏非常敏感，持續不斷的熱潮紅和大腦功能障礙，都可以用少量（真的就是一點點）外用動情素就能緩解。大約百分之十五的女性會對少量睪固酮產生反應，進而改善性慾，但是如果低劑量睪固酮起不了作用，高到足以讓女性患者長出鬍子的劑量，必然也無法改善糟糕的性生活。而且，性慾的缺乏往往可能來自我們在本書提到的能量缺乏。還有一個令人震驚的事實：我從未見過一個睪固酮水準低下的男性「沒有」胰島素阻抗與高胰島素水準的問題。從來沒有。而且，我從來不曾讓男性患者服用睪固酮以改善數值，我只要教他怎麼吃，睪固酮水準偏低的情形就會恢復正常。

最後，我也喜歡提醒我那些尋找抗老療法的患者，藍色寶地（Blue Zone）的百年人瑞沒有一個人採用過激素替代療法；即使如此，他們似乎也活得很好（也許更好）。總之，有更理想的方法可以幫助你恢復精力，這也是你在這裡的原因！

七個致命的（能量）干擾物

接下來，讓我們快速了解對能量水準和整體健康造成壓力的挑戰性**外部**力量，此後，你才能進入能量悖論計畫。如果你熟悉悖論系列的書，可能已經相當了解這些壞傢伙會怎麼讓你患上一系列的疾病。對於這個想法不熟悉的人，則讓我在這裡提供一個簡短的總結，說明這些陰險的罪犯如何讓你生病、讓你陷入能源危機。

外部的能量干擾因子從工業化學物質、不合適的食物，到有毒環境影響都包括在內。有些東西我們每天都會碰到，看似平凡，卻可能造成激素紊亂與腸道及微生物群系損害等肉眼不可見的風暴。它們加總在一起，對你的正常操作系統構成相當大的衝擊。有些會削弱並損傷腸壁，造成腸漏；有些會導致腸道生態系失衡，消滅寶貴的腸道細菌，造成腸道炎症；其他則會讓身體產生能量所需的天然成分突然消失，甚至對你的粒線體施加無形的壓力與損害。

雖然要解決你每天不自覺地吃進、吸入或生活其間的干擾物看似困難，我保證一定有辦法將它們降低到不會破壞你能量的單純煩惱（我會在本書第二部分分享避免或減少其影響的策略）。只要更加了解，你就能做得更好。

能量干擾物之一：抗生素

我在本書中詳細介紹了**益生菌**、**益菌生**與**後生元**等飲食與生活方式的優點。但有個事實難以忽略：我們現在確實處於**抗生素**濫用的環境。我們的醫療系統每年為美國人開出的抗生素約達三百六十萬公斤重，而且在我們的食品系統中，幾乎五倍於這個數字的抗生素用在動物身上，以讓牠們更快增肥，以便屠宰。

廣效性抗生素（我們最常接觸到的類型）能同時殺死絕大多數的細菌菌株。這類藥物可以對抗威脅生命的感染，在約莫六十年前問世時可謂奇蹟。然而，這些細菌爆破器卻成了我們過度倚賴的對象，即使在不需要如此強大火力的較輕微情況仍加以使用。（最常見的濫用方式是醫生為咳嗽或流鼻水之類的**病毒**感染開出抗生素。）這個倚賴對象現在正向我們展現出意想不到的後果：我們知道兒童如在早期使用抗生素（甚至經由母親子宮的暴露），與日後生活的肥胖、行為改變、過敏、自體免疫與其他疾病有關。同樣的效果也會顯現在成年人身上，如糖尿病、炎症性腸病、自體免疫疾病、抑鬱症、以及毫不令人意外的持續性疲勞，都與抗生素過度使用有關。

服用廣效抗生素，就相當於人類為了馴服一個入侵物種而燒毀整座雨林。缺乏生態系的整體運作，免疫細胞的正常發展受阻，可能出現營養不良的狀況，而且最重要的是，腸道微生物群系的細菌多樣性將遭到消滅。淨效應則是免疫力受損，讓你更容易受到病原體侵害。此外，存活下來的細菌會發展出抗生素的抗藥性，更糟糕的是，抗生素還會影響你的粒線體，畢竟粒線體也是細菌。細菌遇上抗生素並非天作之合。現在已有研究顯示，常用的抗生素會直接傷害你的能量系統。它們可以造成高氧化壓力，造成粒線體功能障礙與損傷。它們甚至被證明對粒線體DNA有非常大的影響，可能導致嚴重的健康問題，這些我都已經在病人身上看到過。特定類別的抗生素也會損害神經元，造成行為與神經問題如抑鬱和焦慮。（順帶一提，抗生素已被證明會消弭間歇性斷食所帶來的神經保護效益——間歇性斷食是能量悖論計畫的基石！）我幾乎可以向你保證，你遇上的醫護人員，儘管立意良善，對於抗生素的這些副作用都不太了解。

不幸的是，即使並未服用抗生素藥錠，你每天還是會接觸到抗生素。在美國，絕大部分的抗生素實際上被用在動物飼料中，要麼用來預防動物生病，要麼就是讓動物快速增肥以便屠宰。這應該是你尋找不含抗生素的動物性蛋白質的一個主要動機（有機認證可以保證這一點；其他非有機產品也可能會標明不含抗生素）。遺憾的是，我們也知道抗生素殘留會從家畜飼育場滲入，並進入農作物之中（很抱歉，素食者）。

顯然，有些時候你確實需要服用處方抗生素——請你務必記住，這應該是最後的手段。研究顯示，在一個抗生素療程之後，你的身體可能得花上兩年的時間才能恢復因為療程而失去的大部分能量支持生態系，而且有些菌株的微生物永遠都不會恢復。

能量干擾物之二：嘉磷塞（年年春）

你可能已經對年年春這種世界上最廣泛使用的除草劑與其他同類化學物質有所顧慮。理當如此。這種除草劑的活性成分是嘉磷塞，會與其他助劑結合起來附著在葉子上，在我看來，這是當今存在於食品與水系統中最危險也最無處不在的化學物質。研究嘉磷塞多年後，我愈來愈相信，就我們的能量系統與整體健康而言，它可能是最糟糕的干擾物。嘉磷塞基本上就是一種對抗地球的抗生素。它會破壞**莽草酸代謝路徑**（shikimate pathway），藉此殺死植物，莽草酸代謝路徑存在於所有細菌、真菌與植物中，是將胺基酸合成為蛋白質這種構築生命的基石。嘉磷塞的配方設計是要用在能抵抗其作用的作物上（都是所謂的基改生物），以一種巧妙的方式確保只有周圍的非基改植物（即雜草）會死亡。然而，現在將年年春用作非基改作物如玉米、小麥、燕麥與油菜籽的乾燥劑，已經是普遍的傳統農業做法。也就是說，在收割前，嘉磷塞會被噴灑在這些作物上，讓莖桿乾燥，提高收割與加工的效率。所以，那些想要非基改食品標籤的人，請仔細想想。你的「安全」穀物其實都被有毒化學物質覆蓋著。

長久以來，年年春一直被吹捧為對動物與人類無害的物質，這是因為它的致命途徑只會攻擊植物。這是第一個危險信號：你現在已經知道，**你的**身體裡住著數千種菌株，它們對你的生存與能量非常重要——你猜怎麼著，它們都使用莽草酸代謝路徑！年年春可以像除草一樣輕鬆地消滅它們。

加州有一項長達二十三年的研究,追蹤了尿液中的嘉磷塞含量,發現我們體內的嘉磷塞水準急劇增加。這會直接影響你的能量水準,顯然也對整體健康造成影響,原因很多。嘉磷塞似乎會讓腸壁的緊密連結變得更容易滲透,對血腦障壁的緊密連結也有同樣的效果。試著想想整體效果:腸道菌群遭受攻擊,腸漏與炎症的情形很嚴重,致炎化合物開始穿過血腦障壁進入腦部,難怪你的能量儲存與認知都變得愈來愈薄弱。(讓人擔心的是,神經炎症與神經退化性疾病的流行水準,與我們體內愈來愈多的嘉磷塞相關。)同樣邪惡的是,嘉磷塞會剝奪你吃的食物中的微量養分,讓你的身體缺乏關鍵的能量輔助因子。它也會抑制一種酶,你的身體需要這種酶才能獲得足夠的維生素D(請記住,維生素D有助於治療你的腸道),而且嘉磷塞和其他除草劑成分也會產生協同作用,成為粒線體毒素,在動物實驗中造成跨膜電位(transmembrane electrical potential)崩潰,粒線體腫脹。

我不想這麼說,因為我是樂觀主義者,但今日嘉磷塞可以說是無處不在,即使你已經試著避免基改穀物與豆類亦然。幾個原因:你購買的大多數動物產品,除非另附說明(例如貼著有機標籤或標記為百分百草飼或牧場飼養),否則動物在吃下穀物飼料的時候,也都吃進了這些化學物質,因此進入你的身體。此外,在你和孩子可能吃下的早餐麥片、麵包、燕麥片或餅乾中,這種除草劑不會像魔術一樣自行消失,如果吃的是保留外皮、「有益健康的全穀物」,你的暴露量也會因此增加。最後,我們享受的許多產品如啤酒、葡萄酒與蜂蜜等,都含有嘉磷塞,所以未知的暴露又更多了。我多希望這東西只要點擊個兩下就會消失,但現在,責任在你身上,作為消費者,你應仔細思考自己買的到底是什麼，以及它們是如何生產出來的。「認識你的農民」這句俗諺從未如此重要過。（年年春也被大量用在非農地綠地上，如公園、學校操場、高爾夫球場等，還有你家後院與人行道。）

能量干擾物之三：環境化學物質

嘉磷塞並不是我們唯一需要擔心的化學物質；如今，接觸數百種人為來源的化學物質是不可避免的。近幾十年來，有超過十萬種新化學物質以工業和消費品的形式進入我們的環境中。它們遍及我們的家、工作場所、食品供應、甚至空氣、土壤和水中，這些化學物質或其代謝產物至少有三百種以上已經出現在人類生物檢體內。你可能已經對這些需要注意的化學物質類別相當熟悉，如塑化業化學物質雙酚（bisphenol）與苯二甲酸酯類（phthalate）、持久性的有機汙染物與重金屬、以及各種殺蟲劑、除草劑與除生物劑，更不用說塑膠微粒也出現在我們吃下的植物中，造成我們體內的重金屬聚積。雖然這些物質有許多被稱為「內分泌」干擾物（會破壞甲狀腺、胰島素與生殖激素等的微妙平衡），而且和健康狀況不佳有關，科學家一直到最近才分析出這些影響中有多少可能是由微生物群系居間調解。本書無法詳盡分析每一類有害環境化學物質，但很重要的是要大致了解這些化學物質對你的能量潛力會造成何種程度的損害。

首先，這些環境化學物質大多會改變腸道微生物群系。我們知道，接觸像是塑化劑雙酚A等化學物質，會減少製造短鏈脂肪酸的腸道細菌群，造成慢性腸道與肝臟發炎和代謝紊亂，而雙酚A可能從罐裝食品、微波食品包裝與部分塑膠瓶中釋出。雙酚A與它的犯罪夥伴苯二甲酸酯類也會阻斷甲狀腺激素受體，即使低劑量亦然。遺憾的是，我們對所使用替代品（如此一來產品就可以標記為「不含雙酚A」）的研究往往更少，所以替代品可能還更糟糕。同時，某些暴露於用於農業、速食包裝與廚具不沾塗層的工業化學物質，已被證實會改變微生物群系的組成，並引發腸道炎症。試想，有多少美國人吃非有機食品、速食和油炸食品，也難怪每個人都這麼疲倦了。

其次，你每天接觸到許多具有內分泌干擾效果的化學物質，都被證明具有致炎性。這有部分是因為微生物群系的改變。正如你現在已經知道的，炎症不僅會造成肥胖與免疫失調，也是疲勞的導因。

在我的致命干擾物名人堂中，給食品防腐劑留了一個專門的位子，部分食品防腐劑會對免疫系統造成刺激；其中要特別提到的是第三丁氫（TBHQ），它是一種用於大多數商業量產種子油與包裝油炸食品的防腐劑。

另一個名人堂成員則是化學防晒劑。研究顯示，像氧苯酮之類的紫外線過濾化學物質，只要塗抹一次就會直接經由皮膚吸收進入血液，它會模仿自然激素的效果，擾亂你體內重要且微妙的激素平衡。我已經分享過化學防晒劑如何降低你將維生素D轉化成活化形式的能力；我們也了解直接晒太陽對腸道微生物群系有正面的效果，這表示你體內有一種皮膚—腸道軸在運作，能幫助支持微生物群系的健康。事實證明，你的腸胃需要陽光才能順暢運作，只要注意曝晒量即可。

環境化學物質甚至會改變你的甲狀腺功能。不幸的是，甲狀腺對內分泌干擾物的行動非常敏感。而它也對你的功能運作、認知清晰度與整體精力非常重要！

你可以在網路上尋找更多有關常見環境化學物質的資訊（環境工作小組〔Environmental Working Group〕的網站是一個很好的起點）。至於需要避免使用的產品與安全替代品的完整清單，請參閱《植物的逆襲》。

能量干擾物之四：藥物濫用

我不反對使用藥品，無論是處方藥還是成藥。它們有時是不可或缺的，有時則是一座橋梁，讓你能到達一個不再需要它們的地方。但是，長期倚賴藥物而不從根本上解決病因，可能會對能量系統造成影響。有鑑於美國這個疲憊的國家每年開出的處方高達四十三億八千萬美元，還額外購買三百二十二億美元的成藥（其中大部分在過去曾是處方藥），如果你想要解決能量悖論，就得看一下你打開的是些什麼藥錠。

除了抗生素，對能量造成最嚴重危害的藥物包括被大量濫用的非類固醇消炎止痛藥（NSAID），像是布洛芬（如安舒疼〔Advil〕和美林〔Motrin〕）、萘普生（naproxen）、希樂葆（Celebrex）、服他寧（Voltaren）等。我將它們稱為腸道的「手榴彈」；它們會破壞小腸與結腸的粘膜屏障，讓凝集素、脂多醣與其他外來物質通過腸壁，啟動一連串的發炎反應，而很諷刺的是，這將會讓你吃下更多藥以減輕疼痛。

第二類有問題的藥物是氫離子幫浦阻斷劑（PPI）或其他制酸劑，如奧美拉唑（Prilosec）、耐適恩（Nexium）、胃適安（Protonix）與善胃得（Zantac）。這些藥物通常用來緩解進食後的不適，減少胃酸，但在這麼做的同時，卻剝奪了你對抗凝集素與有害微生物侵犯的重要緩衝。猜猜看，過量使用會造成什麼結果？腸漏與炎症，有時也會因為小腸細菌過度生長而導致不適。它們還可能造成蛋白質消化不完全，進而讓更多含有蛋白質的凝集素進入腸道，同時阻止你吸收小腸需要的蛋白質。但最糟糕的，是這些藥物不但會影響胃細胞產生酸的質子泵（proton pump），也會影響所有細胞與粒線體中的質子泵，無形卻明顯地減緩能量產生；它們還有另一種特殊能力，可以穿過血腦障壁，毒害大腦的粒線體，導致腦霧、認知遲鈍與失智症。

氫離子幫浦阻斷劑不是唯一能對粒線體造成重創的藥物。現在，藥物治療的許多副作用都與粒線體損傷有關，對老年患者的影響尤甚。與粒線體相關的器官毒性是處方藥上出現黑盒警示（譯註：美國藥物食品管理局用藥安全規範中藥物安全使用警示中最嚴重的型態）最常見的原因。除了前面提到的抗生素，選擇性血清素再吸收抑制劑（SSRI）之類的抗抑鬱藥物也會有這種警告；這些藥物會阻斷再吸收，藉此增加血清素的濃度，但同時卻對粒線體造成意想不到的影響。有些研究顯示，抗抑鬱藥物也會減少腸道細菌的數量與多樣性。

另一類受到濫用的藥物是激素類避孕藥。我沒有資格告訴任何婦女如何處理生殖健康，但我確實認為，正在考慮服用這類藥物的女性應該知道所有事實，因為醫生在開出避孕藥處方時並沒有完全告知這類藥物的副作用。研究顯示，高達五成的避孕藥會從本該被吸收的小腸逃逸，最後抵達大腸，並造成大腸微生物群系大量減少。這樣的效果甚至與抗生素類似——試想，女性可能會吃多少年的避孕藥！此外，這種藥物會消耗抗氧化劑，包括在所有細胞與組織內存在的輔酶Q10（CoQ10）化合物。這種化合物對粒線體的能量生產非常重要，而且會隨著年齡增長而自然減少，因此，如果你在服用避孕藥，請記得要補充輔酶Q10。（此外，維生素C、維生素B_6、葉酸、維生素B_{12}、鋅和鎂也都應該要補充。）

輔酶**Q10**的缺失不只是激素避孕藥的後果。常用的斯他汀類藥物，也會阻斷這種粒線體驅動因子與其他幾種必須營養素的產生。斯他汀類藥物會干擾維生素K_2與維生素D_3的代謝，這可能是因為它們改變了微生物群系所致，另外也有愈來愈多證據顯示，斯他汀類藥物會增加罹患糖尿病的風險。雖然在嚴重的情況下我也會開出這些藥，但我還是喜歡幫助患者改變飲食，恢復正常的粒線體功能，並回到不需要這些藥物協助的狀況。不需要這些藥物的時候，也就不用再吃了。

另一類造成影響的是睡眠輔助藥物。據估計，多達七千萬美國人服用安眠藥與／或有失眠問題，這一點也不令人意外。但事實是，這些藥物本身就是可怕的干擾物。新聞快訊：安眠藥不能讓人正常睡覺。它們嚴格說來屬於**鎮靜安眠**（sedative hypnotic）用藥，是藉由人為刺激具有鎮定效果的神經傳導物質γ—胺基丁酸的生產發揮作用，基本上就是打昏你的大腦皮層（思維大腦）。這與自然睡眠中發生在大腦內許多不同階段的複雜動作大相逕庭，而且令人擔憂的是，此類藥物的使用確實會增加失智症的風險。

好消息是，慢性炎症會干擾睡眠，所以當你治好炎症，你的睡眠也會大幅改善。

能量干擾物之五：果糖

我常說：「把果糖給甩了。」果糖自然存在於水果、蜂蜜、楓糖漿、甘蔗、甜菜、玉米與有種子的蔬菜中（這些蔬菜嚴格來說是水果）。我們的飲食中含有大量的果糖，而且我指的不只是含有高果糖玉米糖漿的加工食品和飲料。果昔與果汁也是我們日常飲食中的果糖來源。可悲的是，現在的水果比過去來得更大，果糖含量也更高，水果經過改良變得更甜，以提高消費者的購買意願。

長久以來，我一直堅信果糖很危險，它會促進衰老，也會欺騙身體，讓身體隨時相信自己處於夏天，進而「增肥為冬天做準備」。然而，果糖對你的身體、肝臟和粒線體的影響著實值得我們進一步探討。果糖和葡萄糖不同，它是從腸道吸收，大部分狀況下會直接進入肝臟。果糖到了肝臟以後，會阻止單磷酸腺苷（adenosine monophosphate，簡稱 AMP）進入粒線體內的三磷酸腺苷生產鏈，結果單磷酸鹽腺苷酸被用於尿酸生產，造成痛風、腎結石與高血壓。這還不是最糟糕的影響。在肝臟中，果糖會被轉化成飽和脂肪酸棕櫚酸鹽。正如你在第四章讀到的，細胞會用棕櫚酸鹽來製造神經醯胺，也就是讓脂肪細胞不至於爆炸並導致胰島素阻抗以保護粒線體過勞的蠟質脂質。如果這還不夠，果糖還是導致非酒精性脂肪肝疾病（NAFLD）或非酒精性脂肪肝炎（NASH）

流行的主要原因。

棕櫚酸鹽會結合到三酸甘油脂中，進而促進小顆粒低密度膽固醇的產生，並抑制高密度脂蛋白的生成，這不是你希望從那杯柳橙汁所得到的好處。總之，果糖是壞東西，它是一種直接的粒線體毒素，也是心血管疾病的主要驅動力。事實上，我在二〇〇八年向美國心臟協會提交的一篇報告中指出，從飲食中移除「健康的」水果會大大降機罹患心臟病的風險。雖然聽起來令人震驚，早餐的果昔與加工過的蛋白質棒實際上會**降低你的能量生產**，造成更多炎症，並損及肝臟與心臟的健康。

能量干擾物之六：垃圾光

首先要擔心垃圾食物，接著還有垃圾光。藉由研究光照對生物體影響的光生物學，我們也愈來愈了解垃圾光對人體的影響。其中一個令人驚訝的發現，是燈泡可能是有史以來對健康危害最大的一個發明（對不起，愛迪生先生）。之所以造成危害，部分是因為人造光「人為地」讓我們能控制光的暴露程度。這破壞了所有生命形式與太陽之間的基本關係；光照是身體晝夜節律的基本驅動力，而晝夜節律調節著你所有的代謝功能。

我們人類對陽光的全光譜有著非常微妙的適應。這種適應指的不只是像我們曾經以為從「天黑」到「天亮」的轉變，還有光譜中從火紅的晨曦轉成藍色、到傍晚從藍色再次變成日落紅色的變化。日光中藍色含量的增加與減少，對你的生理時鐘是很重要的信號，提示著各式各樣的能量製造或能量保存活動。（我們會在第八章詳細討論。）

光照生物學家亞歷山大．溫施（Alexander Wunsch）博士曾描述自然光中最短波長的光（你在全日光下看到的藍色與肉眼不可見的紫外光）如何在細胞的層次誘導高壓力發生。溫施發現，隨著藍色量的增加，你的身體會產生「補救措施」來應對過度紫外光照射可能帶來的負面影響，例如分泌皮質醇以減少灼傷引起的炎症，以及血管活性物質如腎上腺素來對抗任何燒傷。沒錯，藍光會讓身體產生壓力激素！很久很久以前，如果你光著身體在外面行走，這些激素能有保護的效果。然而，如果你穿著衣服坐在辦公室的螢光燈下，效果就不是那麼好了。我們久坐不動的室內生活型態已經為我們帶來很高的壓力，而光誘導的壓力會進一步加重這種壓力，並且加劇炎症與疲勞。

現在想像一下，你全年無休（或是大致在這個範圍）不斷開著電燈，再加上電腦螢幕和其他設備發出的藍光。你不只是過度暴露在藍光與肉眼看不見的紫外線下，還去掉自然界的紅色波長。這一點很重要，因為紅色波長（紅光和近紅外光）被證明有助於**促進**粒線體功能。沒有紅色波長，你會過度暴露在全光譜中的一小部分，這與人體生理演化所預期的並不同。此外，日落後的所有藍光也會破壞褪黑激素這個關鍵信號分子，褪黑激素（透過生理時鐘）向你的神經系統發出信號，讓神經系統切換到休息和修復模式。藍光會將褪黑激素的正常分泌（睡眠的關鍵）往後推移三小時以上。而且，沒有睡眠，身體的再生程序就很難運行。褪黑激素還能平衡你之前產生的皮質醇（會抑制免疫並提高血糖），你真的很需要它！透過眼睛接收到的光線也有助於激勵**多巴胺**的分泌。光照生物學家並指出現代光源另一種令人疲勞的效應：許多光源都會發出不可見的「閃爍」，這也會產生壓力反應，因為你的大腦會努力適應不一致的光線，讓光線看起來一致。疲憊、睡眠障礙、缺乏活力？那整天整夜的光，可能是一部分原因。

基本上，我們接受太多光照、太多刺激。你無法完全逃開這個狀況，不過就如你可以捨棄垃圾食品而就較健康的食物，你也可以盡量對垃圾光說不。

能量干擾物之七：電磁場

我們生活在一團看不見的電子煙霧之中。我們倚賴的無線通訊系統所發出的電磁頻率，是祖先無法想像的壓力源。當然，我們的祖先沐浴在來自太陽的自然電磁波長之中。但是今天人造（或「非原生」）的電磁頻率會以較低震幅的脈衝信號，向我們的設備與行動基地台之間傳輸數據，這些都和自然電磁波長的信號特徵完全不同。有些人就像煤礦坑裡敏感的金絲雀，我也有這樣的病人：他們對電磁場特別敏感，因此在周圍有不受控制的電磁場頻率時就會感到疲勞、腦霧與頭痛，如：布滿無線路由器或智慧電表的公寓，或是行動基地台附近。據估計約有百分之二十的人可能對這樣的環境較為敏感。儘管如此，我們其餘的人仍然會受到影響，只是不會意識到電磁波在細胞層次上發生的影響而已。

在我們通信系統中傳輸數據的無線電頻率，占據的是電磁波譜的微波部分，意即它們能夠使生物組織產生熱能。然而研究顯示，截至目前為止，許多其他的非熱能生物效應都未受到電信管理專責的美國聯邦貿易委員會（FTC）監管。這些在一定程度上會干擾人體的正常信號，損害粒線體，可能也是導致疲勞、認知模糊與夜間輾轉難眠的元凶之一。

華盛頓州立大學生化榮譽教授馬丁・帕爾（Martin Pall）認為，各種電磁輻射（包括電線產生的極低頻場）會改變調節鈣離子進入細胞電壓門的數量，對細胞造成破壞。簡單來說，過多的鈣會有問題，但太少一樣不行。電磁場過度活化這些鈣離子門，讓細胞充滿鈣離子。這種損傷催化出劇烈的細胞生存反應：釋放出一種鮮為人知、被稱為**過氧化亞硝酸根離子**（peroxynitrite）的自由基，激起顯著的氧化損傷，傷害脆弱的細胞膜、粒線體膜及其DNA，並破壞基因表現。

好吧，到目前為止非常糟糕。但情況可能變得更糟。即將到來的5G電信網路準備引入一層新的毫米波信號，在現有頻率的基礎上以無限快的速度循環，以前所未有的速度傳輸更多數據。（注意：這和路由器上的5.6Ghz不一樣。）有關這種新科技的資訊非常少，可能是有心人故意要讓它蒙上一層神祕面紗。就連著名的《科學人》（*Scientific American*）雜誌最近也認為，這種未經研究的科技存在健康風險，應該暫停推廣。在我撰寫本文之際，包括我辦公室所在的聖塔芭芭拉在內的幾個城市，已經暫停推廣5G網路。

好消息是，你可以改變你在家裡和工作場所使用設備的方式，並以正確方式設置工作站，大幅減輕電磁波的影響。我還提倡另一種很少人知道的方法：每天服用鉀鎂補充劑，最好是口服與外用混合，以及食用芝麻油，藉此戰勝這些造成細胞鈣離子過量的搗蛋鬼。細節請參考第十章。

PART 2 第二篇

能量悖論計畫

chapter {7} 第七章

能量悖論的飲食計畫

既然我們已經知道幹勁**為何**會消失，現在讓我們專注於解決方案，幫你充飽電池，恢復自我。這一切都從你吃的食物開始——你**不吃**的食物也同樣重要，甚至更重要。攝取能餵養微生物群系與粒線體的食物，並避免那些會造成損害的食物，我們將能減少炎症、治癒腸道，加速三磷酸腺苷的生產。還不只如此，在這個計畫中，我們也會改變你進食的**時間**。藉由遵循計時攝食的時間表，身體將得到它需要的全面檢查，以改善新陳代謝靈活性，並提高胰島素敏感性。

能量悖論計畫的目的有三：治癒你的根、再生你的土壤、結束粒線體阻塞。你知道嗎？改善腸道菌群與三磷酸腺苷生產並不需要太長的時間，也就是說，你很快就會注意到自己的進步，並有動力堅持下去。雖然你可能大幅度改變飲食習慣（畢竟，如果你吃的食物對了，就不會陷入能量危機），但好消息是：我不會強迫你吃任何你不想吃的東西。這個計畫是以靈活性和選擇為基礎，無論你是吃素、吃葷，採用原始人飲食或全素飲食，都可以按照計畫行事。不管你認為自己是屬於哪個陣營，只要擴大一點視野，攝取能支持腸道細菌的食物即可。給予腸道細菌它們喜歡的東西（例如：許多綠色蔬菜，部分來自山藥、豆薯或朝鮮薊的益菌生纖維），並弄清楚哪些東西對它們有害，例如：糖和壞脂肪，就能恢復微生物群系的適當平衡。

我們的食物療法也會利用酮的力量。請記住，酮的信號能力會引起粒線體注意，並在感知過程中增殖，保護你和它們自己免受感知壓力的影響。但是，這個計畫不是生酮飲食，而且差得遠了，你只需要適量的酮以達到最好的效果。在一天二十四小時的循環中不生成任何酮確實不好，但日復一日、隨時維持在酮症狀態更糟。生酮警告！如果持續保持在酮症狀態，你的炎症會加劇，胰島素阻抗也會更嚴重。它還會導致可怕的粒線體解偶，導致三磷酸腺苷的生成減少。這就是為什麼這個計畫中定時進食的元素能讓你的身體達到最佳狀態，生成足夠的酮來促進新陳代謝靈活性，同時也能一直向你的細菌提供它們所需要的好東西。

菜單上有什麼？

那麼，你盤子裡的食物長什麼樣子？首先，要盡可能吃原型食物。你的飲食大部分會是含有益菌生纖維的蔬菜、一些堅果與種子、以壓力鍋烹調的小扁豆與豆類、野生魚類、貝類與Omega-3雞蛋。想吃的時候，也可以享受少量以草飼或全草飼方式餵養的肉與放養家禽，偶爾吃點含有益菌生的當季低果糖水果。（也可以在不吃動物來源食物的情況下進行這個飲食計畫，這樣更好。）我甚至會在晚餐喝杯紅酒或香檳，然後以黑巧克力作為甜點！我保證，計畫中的所有食物都很好吃，只是和你現在吃的東西有點不同而已。

能量悖論計畫飲食規則

如果你長期閱讀我的著作，可能覺得這個飲食計畫看起來和感覺起來很熟悉。請記住，我們是以與其他悖論飲食計畫相同的理念為基礎（是的，你仍然要不惜一切代價避免造成腸漏的凝集素！），並添加有助於驅除能量憂鬱和促進能量生產的食物。接下來的規則將幫助你強化能量提升三部曲，即修復腸壁、恢復多樣化且繁榮的微生物群系，以及恢復胰島素敏感性與新陳代謝靈活性。我將這些原則歸納成五個「應該」和四個「不應該」，引導你進行餐食選擇：

五個應該

規則一：吃富含益菌生纖維的食物

你們之中可能有許多人會服用益生菌補充劑，幫助支持微生物群系的健康。我也是益生菌的支持者，但是更好的方法其實是用益菌生纖維來餵養那些蜷縮在腸道深處、無法獲得所需營養的好細菌。富含益菌生纖維的食物可以支持腸道細菌的健康與繁殖。當好菌終於得到所需，它們會向你的大腦發出訊號，表明它們的需求得到滿足，這也就意味著你從根本上就不會覺得那麼餓。如同我那些原本吃肉和馬鈴薯的患者一樣，你也會注意到自己開始渴望那些能滋養腸道夥伴的食物，而不是那些無法為它們提供所需的食物。腸道細菌也會以滋養你和粒線體的方式來回報你。

事實上，最近的研究發現，每天提供清水斷食的人大約一百大卡不可消化的益菌生纖維作為唯一的食物，便能輕鬆進行七至十四天的清水斷食而不至於感到飢餓。試著想想這個問題。腸道細菌吃飽了，藉由後生元的製造，確保宿主機能一切正常，就不需要再找更多食物。就像我在過去二十年間所言，給你的腸道夥伴它們需要的東西，它們就會把你照顧好。此外，你也會感受到身體在消化、能量水準、情緒與整體健康的顯著改變。

富含益菌生纖維的食物包括塊莖、蕪菁甘藍、歐洲蘿蔔、蘿蔔、根莖類、菊苣家族（如紅菊苣和苦苣〔endive〕）、秋葵、朝鮮薊、壓力鍋烹煮的豆類、韭蔥、蘆筍、洋蔥、羅勒籽、亞麻籽等。此外，我最喜歡的兩種甜味劑分別是純菊糖的「Just Like Sugar」（菊糖是存在於菊苣家族與其他友善腸道蔬菜的同一種益菌生纖維），還有阿洛酮糖（allulose），這兩種甜味劑在餵養腸道細菌的同時，都不會造成血糖升高的效果。另一種獲得益菌生的方法，是服用粉狀的洋車前子（psyllium husk）殼，或是試試我的新寵，浸泡過的羅勒籽。你可以從每天一茶匙加水服用，逐漸增加到每天一湯匙。

規則二：吃能促進後生元生成的食物

就能在腸道中製造重要信號化合物的能力而言，十字花科蔬菜如青花菜與花椰菜，以及其他含硫蔬菜如蔥屬蔬菜（洋蔥、大蒜、韭蔥、細香蔥、紅蔥頭、青蔥等）可謂名列前茅。十字花科蔬菜還包含腸道細菌能轉化成**吲哚**（indole）這種後生元的化合物，吲哚已被證明能預防脂肪肝。這類食物中許多也會提供硫分子，能用於製作硫化氫與其他後生元。趣味小祕訣：烹煮前將十字花科蔬菜切塊，有助於釋出**黑芥子酶**（myrosinase）這種酵素，它具有重要的抗癌特性。若先煮後切，黑芥子酶就不會釋出。

規則三：多吃抗性澱粉

抗性澱粉之所以叫做抗性澱粉，是因為它們能「抵抗」快速消化；它們在小腸中消化的速度較慢，有些甚至會往下進入大腸，在腸道細菌的協助下消化。放慢消化速度有助於降低粒線體的燃料瓶頸效應。山藥、芋頭、高粱、小米、壓力鍋烹煮的米、以及木薯等，在烹煮後先冷藏再重新加熱，都可以變成抗性澱粉。在你對重新加熱「剩菜剩飯」嗤之以鼻之前，試著先想想，許多傳統上以米為主食的族群，其實都會吃重新加熱的飯，他們在烹煮時會煮一大鍋，吃上一個星期。聰明吧？可以省下備餐時間，又能享受到吃抗性澱粉的好處！

但是，這裡還是要警告和提醒你一下。愈是保持植物材料的原始型態，它對消化的抗性就愈高，腸道細菌就更能使用。換句話說，整個拿去烘烤後放涼的山藥，比地瓜粉或麵粉能提供更多的抗性澱粉。雖然木薯粉製作的墨西哥薄餅比含有大量凝集素的麥粉薄餅或玉米薄餅來得更受歡迎，但是對於你疲憊的粒線體而言，仍然是快速消化的醣類，會造成巨大負荷。許多根莖類蔬菜如甜菜與胡蘿蔔，原本含有多種複合碳水化合物與抗性澱粉，但是如果你把它們煮熟，就會失去這些好處，因此最好還是生吃。

規則四：適量享用當季水果

水果又稱「自然界的糖果」，這樣的名稱有其緣由——水果富含果糖，而果糖是粒線體與肝臟最大的麻煩。如今，由於雜交技術所致，水果的培育以提高糖分與大小為目的，例如：現在有一種脆蜜蘋果，大小跟葡萄柚差不多。這代表什麼？全是糖。一個蘋果或一杯無籽葡萄的果糖含量相當於六茶匙的蔗糖，會直接進入你的肝臟，削減三磷酸腺苷的生產，同時製造棕櫚酸鹽，進而產生神經醯胺，進一步阻塞粒線體！

如果你要吃漿果，信不信由你，現代藍莓的含糖量是所有漿果中最高的；它們也是為了提高糖分所培育出來的產物。如果你能找到野生藍莓，並將它們冷凍起來，會是更好的選擇。按含糖量來排列，黑莓、覆盆子與草莓分別是含糖量最低的漿果。當季的石榴與百香果其實是最適合我們的水果。只是，務必避開各種形式的果汁。喝果汁基本上就是直接將果糖「靜脈注射」到身體裡。最後，就像我常說的，有疑慮時，先捨掉水果吧！我建議將水果當甜點，而且只吃當地產的季節有機水果（最好是在夏季與早秋）。

規則五：享受粒線體所必須的褪黑激素與磷脂

在本書的第一部分中，我們提到粒線體需要兩種特殊物質來保護它們免受過度氧化壓力的影響，並讓功能最佳化。第一種是褪黑激素，好消息是你可以從食物中獲取。富含褪黑激素的食物包括開心果、菇類、深色米飯（請採用壓力烹煮的方式），以及可為悖論飲食哲學基石的脂肪：橄欖油。在最近的一項研究中，每週食用一公升橄欖油，可以防止神經醯胺水準高的患者出現心臟病與失智症惡化。以下是富含褪黑激素的食物清單，從含量最高者順序排列（單位為奈克／公克）。雖然你的腸道細菌可以透過合成胺基酸製造褪黑激素，這種額外來自食物的褪黑激素能夠真正提高你的粒線體能量系統，所以務必將它們列入你的日常飲食。

開心果	233,000
菇類	4,300～6,400
黑胡椒	1,092
紅米	212
黑米	182
芥末籽	129～189
橄欖油	89~119
沖泡咖啡	60~80
紅酒	8~129
蔓越莓	25～96
杏仁	39
印度香米	38.5
馬齒莧	19
酸櫻桃	13.6
草莓	5.5～13
亞麻籽	12

單位：奈克 / 公克

第二個能讓粒線體表現最佳化的是磷脂。正如你前面所讀到的，這些特殊的脂肪讓粒線體膜保持在最佳狀態，如此一來，三磷酸腺苷生產線就能以最佳狀態運行。磷脂在貝類中的含量很高，如：貽貝、扇貝、蛤蜊、牡蠣、蝦、蟹、魷魚與龍蝦。我鼓勵你盡可能將這些食物加入飲食中。如果找不到新鮮的食材，也可以採用罐裝或冷凍食材。

四個不應該

前五條規則將幫助你以最適合的食物來支持你的能量系統。這麼做自然會幫助你少吃些絕對要避免的食物——我指的是盒裝的高度加工食品，或是速食餐廳外賣。這些食物不但對整體健康有害，還會大大減低能量產生，所以讓我們仔細看看你為何在能量悖論計畫中應該避免這些食物。

規則六：遠離凝集素

麵包、義大利麵、穀物與偽穀物（如莧菜籽、藜麥、蕎麥）、白肉馬鈴薯、糙米、玉米、甜椒、番茄、豆類、小扁豆與部分種子。（注意：白米的凝集素含量比糙米少；應採用壓力烹調的方式，讓凝集素含量達到可接受的水準。以壓力烹煮的黑米和紅米都富含褪黑激素，是可以接受的。）

這些東西有什麼共同點？嗯，除了可能出現在你最喜歡的菜肴裡……它們也都充滿了凝集素。大約一萬年前，高凝集素食物以穀物和豆類的形式進入我們的飲食，我們的健康狀況便每況愈下。雖然許多人仍然未曾聽說過凝集素，我相信、並握有發表數據，凝集素是美國飲食中最大的危險之一。下面列舉幾個原因：

1．**凝集素會對消化系統造成巨大傷害**。凝集素難以消化（請記住，凝集素是植物防止自己被吃掉的防禦系統，它們的目的就是要讓你感到不適），而且會減少營養吸收、造成炎症、消除腸道細菌。

2．**凝集素會在你的腸壁上打洞，滲入你的血液中**。凝集素是腸漏症的主要原因，因為它們能在面積相當於網球場的腸壁上，打破腸上皮細胞的緊密連結。一旦腸壁開始「漏」，凝集素就會損及你的內臟器官與關節組織，而且我的其他研究顯示，凝集素甚至是造成自體免疫疾病如類風溼性關節炎與橋本氏甲狀腺炎，或是糖尿病與冠狀動脈疾病的根源。

3．**凝集素與體重增加有直接的關聯**。凝集素，例如小麥胚芽凝集素（WGA，一種存在於全麥中的蛋白質），會黏在脂肪細胞的胰島素受器上，不斷發出讓脂肪儲存的信號，同時阻斷控制食慾的激素，即瘦素（leptin）。當瘦素被阻斷時，你的大腦永遠不會收到你吃飽的「訊息」，所以你就會一直吃！研究顯示，阻斷瘦素實際上會導致體重增加。

現在要講個好消息，大多數含有凝集素的食物都可以在高壓烹煮後食用（例如使用壓力鍋這種許多家庭廚師的必備工具）；你只要記住，壓力鍋不會破壞麩質或是分解燕麥中類似的蛋白質。

規則七：不要再吃糖了

現代飲食最讓人擔憂的層面之一，是許多食物都含有高度精製的糖與碳水化合物，而且大多數人甚至沒有意識到他們正在吃這些東西。你必須了解食物中到底有多少糖，這並不只是標籤上糖的公克數而已！讓我們以貝果為例。雖然標籤上寫不含糖，但工業化的碾磨過程，將原本需要長時間消化的複合型澱粉轉化成快速可用的糖；事實上，吃下一個貝果大約相當於吃下八到九茶匙的糖。白麵包的升糖指數是一百，比砂糖還高，因為那些個別澱粉分子都是立即可以當成糖來使用的。但是你會說，等等，我沒看到成分標籤上有糖啊！沒錯！食品標籤的設計是為了不讓你知道糖的含量。想要得到確切的糖分含量，你還得多進行一個步驟：將碳水化合物的總量減去纖維，這樣就會得到食物中確切的糖分含量。你也可以將這個數字除以四，就能得到這份食物相當於多少茶匙的糖。請記住，高果糖玉米糖漿幾乎存在於所有包裝食品、能量棒與餅乾。如果你看到「玉米糖漿」、「糙米糖漿」、「全天然糖漿」之類的用詞，這些都是果糖的形式，也就是會製造神經醯胺、破壞粒線體能量的壞傢伙，我們應該不惜一切代價避免之。

幸運的是，當你想要吃甜食時，你還是有選擇的——請參考第二二四頁的安全代糖清單，其中包括我最喜歡的菊糖或阿洛酮糖。不過也請你記住這些產品的黃金法則：過度使用會欺騙大腦，讓大腦以為真的糖來了，當真正的糖並未出現，大腦會驅使你去尋找更多食物來滿足這種渴望。即使是看似健康的代糖，也都以適量使用為原則。（請不要使用化學甜味劑：如果你讀過我之前的書，你應該知道大多數人工甜味劑如蔗糖素、阿斯巴甜和糖精都會殺死腸道細菌。事實上，蔗糖素會破壞你的腸道細菌，讓腸道進入促炎症狀態，所以請務必要避開。）如果很難戒掉任何甜味劑，你可以先用幾天或幾週的時間減少使用量，你的味蕾會隨著時間慢慢習慣。

規則八：以蛋白質來恢復靈活性，但不要過度使用

在我第一本書《胖・老・病的殺手飲食》（*Dr. Gundry's Diet Evolution*）中，我曾建議在第一階段將動物性蛋白質當作熱量的主要來源，並隨著計畫的進展，慢慢將動物性蛋白質減到少量。我會這樣制定飲食計畫，是因為高蛋白飲食（無論是植物性或動物性）可以暫時重置能量生產。這是由於消化蛋白質，尤其是全蛋白質（例如野生蝦），需要許多能量。事實上，我們因為消化與發熱而損失了蛋白質中大約三成的熱量。因此，在高熱量飲食中，燃燒你所吃下的大量蛋白質熱量會生熱，大多數人因為這種效應而產生體重下降的結果。高蛋白飲食，如改良的阿特金斯飲食、全肉飲食、或喝酒人飲食法（順帶一提，發明人羅伯特・卡麥隆〔Robert Cameron〕以九十八歲高齡過世），運作方式既倚靠生熱作用，也藉由將粒線體能量來源限制在單一基質上，因此不會出現尖峰時間。如果你願意，可以利用這個優點，在開始進行能量悖論計畫時，每天的第一餐（break-fast，「早餐」，亦即「中止斷食」）採高蛋白的單一飲食，你很快就會讀到。

那麼，為什麼不永遠保持高蛋白飲食呢？主要是因為這種飲食方式剝奪了腸道細菌製造短鏈脂肪酸所需的纖維，而短鏈脂肪酸對粒線體健康非常重要，在開始高蛋白飲食的短短幾天之內，短鏈脂肪酸的生產就會急劇下降。當一個人從富含複合碳水化合物的植物性飲食，轉變為高飽和脂肪低複合碳水化合物的動物性飲食後，不用幾天，短鏈脂肪酸的生產就會**明顯**減少。更有甚者，高蛋白低碳水飲食會抑制丁酸鹽生成，並產生其他具有破壞性的化合物。此外，過度攝入動物性

蛋白質可能導致結腸中產生**過多**硫化氫，進而造成結腸細胞損傷。請記住，在這種情況下，過多並不是件好事。

我不是在誹謗動物來源的蛋白質；我只是希望你能多了解不同的觀點，做出明智的選擇。如果你吃動物性蛋白質，我建議盡量在飲食中納入野生魚類和野生貝類；魚愈小愈好，如沙丁魚、鯡魚和鯷魚，以及野生鮭魚、雙殼貝（蛤蜊、牡蠣等）與其他貝類。Omega-3 雞蛋對大多數人來說是另一個好選擇，但是我有一些自體免疫疾病患者對蛋白和蛋黃中的蛋白質會產生負面反應。至於肉類，請**少量**食用（最多一百一十三公克）你能取得最高品質的肉類，我指的是百分百草飼或全草飼的肉類，或是放養的家禽。這些肉不會含有我們試圖避免的能量破壞者如抗生素、激素與殺蟲劑。

至於乳製品，忠實的悖論系列讀者應該知道問題的癥結在哪裡。美國的大多數牛乳製品都含有一種具有高度致炎性的牛乳蛋白質，稱為A1酪蛋白（A1 casein）。因為這個原因，請選擇山羊或綿羊乳製品（優格、起司、羊乳等），或是來自南歐奶牛的乳製品（含有A2酪蛋白）。

好了，與其將肉類視為「必須」的蛋白質來源，你也可以想想，大猩猩或馬的肌肉永遠都比你還多，而牠們只吃樹葉和草。在富含植物的飲食中，確實具備可以供你使用的蛋白質。例如，在你能想到的每種蔬菜中，每份都含有兩公克蛋白質。我鼓勵你嘗試低凝集素的健康植物性蛋白質，你的選擇包含壓力鍋烹煮的小扁豆（每杯含有高達十八公克的蛋白質，以及十五公克腸道細菌喜歡的纖維）、火麻豆腐與火麻籽（火麻〔hemp〕含有所有的必需胺基酸）。你還能以堅果的形式享受濃縮的植物性蛋白質，每份二十八克（大約是一把）的堅果含有四到九公克的蛋白質，其中包括所有的必需胺基酸。如果你想來點異國口味，可以試試巴魯（Barùkas）堅果與印加果（Sacha Inchi），它們的蛋白質含量是所有堅果或種子中最高的。另外三種植物性蛋白質來源包括螺旋藻、亞麻籽蛋白質與火麻蛋白粉。

凝集素來襲

毫無疑問，你應該已經看過食品工業最新推出的漢堡替代品，你可能以為這是「好蛋白質」。我說的是以植物性原料製作的素肉餅，例如人造肉大廠 Impossible Burger 與 Beyond Burger 的產品。兩家公司都聲稱這些產品在味道、氣味與外觀上看起來都像「真正的東西」。但是，牛應該為這些替代品的出現感到高興嗎？還不盡然。當然，素食漢堡是幫助保護動物福利的一種嘗試，但這並不必然意味著這些產品對你來說是健康的。

Impossible Burger 的主要成分包含黃豆、馬鈴薯蛋白質與其他「天然調味料」。Beyond Burger 則列出豌豆與米蛋白質。雖然 Beyond Burger 是非基改產品，Impossible Burger 卻因含有基改成分與嘉磷塞這種致命干擾物（參考頁一六三）而飽受批評。而且這兩種素食漢堡的主要成分（豌豆與黃豆蛋白質）都富含凝集素。最重要的是，這些仍然是高度加工食品，會刺激腸道並導致炎症。正如我們經常在我任教的羅馬林達大學（Loma Linda University）醫學院所質疑的，今天我們用結構性植物蛋白（TVP，以高壓高熱擠壓的大豆製成）製作的到底是什麼樣的「神祕肉品」？我的觀點：請吃不含添加物、未經加工的天然食品。

規則九：不要吃富含反式脂肪的基改食品

典型的美國飲食充滿了高度加工、含糖與高脂肪食品。我們已經知道，這類飲食不但因為具有高度促炎性而有礙整體健康，同時也會大幅降低能量生產，垃圾食品的一種常見添加劑已被證明會改變我們的腸道微生物群系，並會造成炎症，特別是在結腸。此外，如果我們還需要更多理由才願意改變，富含壞脂肪的飲食，特別是含有多元不飽和脂肪與反式脂肪（大豆油、玉米油等）的油炸食品，會破壞你製造硫化氫的能力。希望你在第四章讀到的內容，能讓你遠離隱藏在加工食品與油炸食品中的反式脂肪。如果你真的吃了這些東西，我建議你多補充 Omega-3 脂肪酸，來源可以是野生鮭魚，或是優質膳食補充劑。研究顯示，DHA 與 EPA 都可以藉由阻止反式脂肪結合到粒線體膜的方式來重塑粒線體膜，從某種意義上來說，就是把這些壞角色踢到路邊。

這裡有個重要的提醒：請不要誤以為我建議你避開所有形式的脂肪！你可能知道，我長久以來一直是橄欖油迷，這部分是因為橄欖油所含有的多酚（與褪黑激素）具有絕佳的益處。事實上，我最喜歡的一句話是「食物的唯一目的是要讓你攝入更多橄欖油」。不過，我現在多了另一個首選用油：芝麻油。愈來愈多研究證實芝麻油具有許多令人難以置信的益處。一項研究顯示，每天兩大匙芝麻油就能大幅降低高血壓。芝麻油也是超強抗氧化物，能阻斷脂多醣（造成胰島素阻抗的重要驅動力）與電磁場的影響。因此，你應該在日常飲食中加入芝麻油，這種油的發煙點很高，適合用來烹飪。

該是採納計時攝食法的時候了

如今你已更能掌握哪些食物能支持粒線體與微生物群系（兩個M），哪些食物則不行。讓我們來看看方程式中的兩個C，也就是我所謂的計時攝食法。這是我個人對限時進食（一種間歇性斷食的形式）的詮釋，它將有助於重建你身體與微生物群系的自然晝夜節律，訓練你的新陳代謝，讓它每天都能進入斷食狀態。

這種精心設計的進食時間表，是要策略性地安排膳食時間，充分利用身體的休息與修復功能，同時限制一天之中對粒線體造成衝擊的高峰期。翻成白話文就是：你將增加一天最後一天與隔日第一餐之間的時間。對有些人來說，這可能是計畫中最讓人生畏的部分。畢竟多年以來我們一直被灌輸「早餐是一天中最重要的一餐」的信條，許多人很難以空腹開始一日作息。

儘管如此，千萬不要害怕：我會幫你輕鬆搞定的。這麼說好了，我可以要求你明天起床後斷食到中午（信不信由你，六週後這對你應該是輕而易舉的事）；但坦白講，這相當於在生理時鐘與微生物群系的時鐘上增加六小時的時差。而且，如果你曾經在各大洲之間飛行過，你也會知道，在抵達目的地之後的幾天裡，會感到疲憊且狀態不佳。我們在這裡的目標，是要改善能量，而不是減少能量。所以我們要慢慢開始，從每天十二個小時的進食時段，慢慢縮減到每天六到八小時的進食時段，並且在睡前三小時完全不進食。如此一來，你的身體、粒線體、腸道和可憐昏亂的大腦，就能得到迫切需要的時間來休息、修復和再生。而且，作為獎勵與激勵，週末你就可以在合理範圍內隨心所欲。這聽起來不太糟，對吧？

現在，最棒的部分來了：你一天中的第一餐，也就是「中止斷食早餐」，會讓粒線體易於行事，直接讓你的能量生產進入高速運轉狀態。歡迎來到單一膳食。

用單一飲食法開始你的一天

除了限制進食時段，你還要藉由只在一天中的第一餐以提供單一燃料的方式，給粒線體另一個休息時間。還記得我們在第四章曾討論過單一飲食法的效果嗎？雖然我不建議長期進行單一飲食，但這種方式在剛開始時確實有效，能降低粒線體的交通阻塞。我們要從它們的劇本裡借鏡，不過我們要做的不是單一飲食而是單一膳食。

你一天中的第一餐將以一**種**巨量營養素為基礎。剛開始，這一餐幾乎由純蛋白質或純碳水化合物構成，隨著飲食計畫進展，你可以進階到選擇以脂肪為主。為何不馬上進行純脂肪餐？因為你現在不太可能具備燃燒脂肪的新陳代謝靈活性。還沒走穩先別急著飛。我在治療數千名一頭栽進生酮飲食的病患後，得到的經驗是，他們多半會徹底失敗的原因在於胰島素水準太高，身體無法以脂肪為燃料。但是，你的粒線體仍然能輕鬆應付全蛋白質或全碳水化合物的膳食，並為你提供你所需要的所有能量。

最重要的是：我不會在意你選擇了什麼巨量營養素，你的粒線體也不會在意。莊家決定！碳水化合物日？可以啊，來碗小米麥片搭配杏仁牛奶如何？還是用烹煮燕麥的方式來煮碗溫熱的非洲小米粥（非洲小米〔fonio〕，是小米的親戚）？或是來杯益菌生乳昔？或是番薯餅？要吃高蛋白早餐嗎？最簡單的如：炒蛋白（蛋白是雞蛋的蛋白質部分，蛋黃是脂肪）、人道飼養豬製成的火腿或加拿大培根，或是草飼牛、純草飼牛做成的牛肉乾。純素者的蛋白質餐選擇如：火麻蛋白質奶昔，或是比奇亞籽布丁好吃太多的羅勒籽布丁（頁二八七）。一天的第一餐對粒線體來說是一種小小的享受——你用溫和、清新的抒情歌而不是重金屬音樂喚醒它們。這裡還有另一個好消息：你可以混合運用它們。一天吃蛋白，隔日吃高粱「燕麥片」，接下來的一天吃火麻奶昔，然後輪到加拿大培根或火雞香腸餅，或是每天吃小米麥片。這是什麼瘋狂的飲食計畫？我告訴你：這是一個有效、可持續、而且讓你的餐食不至於一成不變的計畫。只要記住，單一飲食法通常因為組成太無趣而失敗。不過這次不會了！

一旦進入第三週，你就可以進行脂肪早餐。我最喜歡的是酪梨，切成兩半，去果核並放入兩個蛋黃，再放入烤箱或炙烤爐烘烤，出爐後淋上橄欖油，並以食鹽和胡椒調味。味道棒極了！或者，來一塊法國的三倍乳脂布里（Brie）起司？若是素食者，何不來點淋上橄欖油的橄欖鑲酪梨？無論你選擇哪一種單一膳食，都有很多令人滿意的選擇。

清水斷食法不是能量生產的最快途徑

針對限制進食時段講了這麼多，你可能會覺得乾脆做一次全面性的清水斷食就好，連著幾天（或更長的時間）只喝水。雖然所有形式的斷食都有好處（參考頁一三五），我並不建議在這個飲食計畫中加入傳統的清水斷食。原因是這樣的：當你停止進食，你也停止餵養微生物群系。是的，我贊成餓死壞蛋，但也得讓好菌振作起來。斷食不容易做到這一點。此外，大多數人很難使用儲存的脂肪作為燃料，因為他們正在與長期高胰島素水準搏鬥，因此進行斷食的時候，他們的能量會消失。這不是我們想要的，對吧？更不用說，如果你體重過重且開始進行斷食療法，你的身體會釋出儲存在身體脂肪中的重金屬與環境毒素。快速減重會釋出大量這類毒素，而我們的肝臟無法安全地進行解毒。你應該可以猜到毒素會對粒線體造成什麼影響！在能量悖論計畫的飲食時間表中，你將能得到斷食的所有好處，避開所有缺點。

為期六週的能量悖論計畫是漸進式的，所以你可以將每一週分解如下：週一到週五，將早餐時間推遲一個小時，並試著在晚上七點前吃完最後一餐。換句話說，如果你在週一是早上七點吃早餐，那麼週二就延到八點，週三就延到九點，如此類推下去，然後每天都在晚上七點前吃完晚餐。然後，在接下來的一週又重新以同樣的模式開始，不過將週一的早餐時間往後推遲一小時。到第六週，你就能達到目標，即在中午開始吃早餐，並將進食時段限制在七小時內（中午十二點到晚上七點）。記住，你的早餐應該是你選擇的單一膳食，可以是蛋白質或碳水化合物，在兩週以後，還可以選擇脂肪餐。

到了週末，你可以在合理範圍中有點彈性；不用刻意控制早餐時間，只要記得遵守「五個應該和四個不應該」的原則，並使用頁二〇八至頁二三二列出的可用食材，便可隨心所欲地變化你的餐食。這樣做的目的不是為了要狂吃甜甜圈，而是讓你在週末可以選擇和家人朋友一起聚餐。

時間表看起來是這樣的：

週次	週一早餐	週二早餐	週三早餐	週四早餐	週五早餐
第一週	早上七點	早上八點	早上九點	早上十點	早上十一點
第二週	早上八點	早上九點	早上十點	早上十一點	中午十二點
第三週	早上九點	早上十點	早上十一點	中午十二點	中午十二點
第四週	早上十點	早上十一點	中午十二點	中午十二點	中午十二點
第五週	早上十一點	中午十二點	中午十二點	中午十二點	中午十二點
第六週	中午十二點	中午十二點	中午十二點	中午十二點	中午十二點

好吧，你可能會問，為什麼我們要在每週開始時重新設置時鐘，只比前一週第一天第一餐晚一個小時開始？之所以採用這種時間交錯的方法，在五天時間內逐漸推遲早餐時間，在週末休息一下，然後重新開始同樣的程序，是因為這就像健身計畫一樣，我們在慢慢訓練你的身體適應，遵守新的時程。你的生理時鐘與粒線體正在獲得力量與靈活性，類似你的肌肉，每天增加一點時間與努力。這個方法已被證實相當可靠，能**逐漸**調節你的新陳代謝，而不會因為一下子訓練地「太猛、太急」而造成衝擊。此外，在我自己和病人身上做了二十年以後，我也注意到，週末的自由能幫助你堅持下去。事實上，在四小時與六小時的人類進食時段研究中，週末休息真的有助於依從性，而且不會影響到參加者的新陳代謝靈活性。

在第六週結束時，每週五天的進食時段約莫是八小時。你的新陳代謝不但被訓練成能夠輕鬆進入脂肪燃燒模式，製作酮體以開啟身體重要的清理、修復與再生過程，也已經建立了推遲一天中第一餐時間的習慣。你自然而然不會再去思考這件事。我保證，這樣努力下去一定會有正面的成果，你會明顯注意到能量水準有所改善。

事實上，在六週結束以後，你可能會發現維持這種時程相當容易。獲得新陳代謝靈活性，讓你能在想吃的時候吃，並一直享受更多的能量。我希望你不會像進行其他飲食法或計畫一樣，恢復過去的舊習慣，而是將這樣的時間表變成你的新常態，你的粒線體、生理時鐘與微生物群系都會因此感謝你。而那些在這個計畫中取得優異成績，而且想更上一層樓的人，我也為你們準備好了。你們可以加入我的行列，每天只吃一餐，也就是所謂的 EOMAD 計畫，我很快就會詳細介紹

（參考頁二〇七）。

限制進食時段並不表示不能攝取水分。你應該喝下大量的水或其他液體，而且請注意，黑咖啡或茶並不會造成脫水。下面是一些能量悖論計畫認可的其他液體選擇。

喝什麼

氫水：如果你想要提升身體產生能量的效率，可以飲用添加氫分子的水。目前發表關於氫氣這種氣體傳遞物質，以及飲用氫水的益處（氫水正如其名：溶於水的氫氣）的研究已超過一千五百項，其中許多研究都顯示它確實能對抗疲勞。由於氫氣是最小的分子，它會立即藉由擴散穿過腸壁。有罐裝氫水，不過以錠劑溶於水每天喝一次比較方便。氫水的價格相當昂貴，所以如果你對成本有所顧慮，還是可以只喝新鮮的過濾水就好。

咖啡因：早上大可放肆攝取咖啡因，無論是喝茶（綠茶、紅茶或花草茶）或黑咖啡都可以。請記住，如果在茶或咖啡裡加入任何東西，包括奶精或奶油，你已經打破了一整晚的斷食。還沒準備好放棄奶精嗎？你可以試試不加糖的杏仁奶、火麻奶、椰奶、開心果奶或夏威夷果奶，但老實說，最好盡量將用量降到最低。有關 MCT 油的部分，我稍後會進一步解釋。好消息是，計畫許可的無熱量甜味劑或益菌生（根據定義，你並無法消化）並不用計入，所以也就沒有打破斷食的問題。

酒精：晚餐時可以喝一百二十到一百八十毫升的有機紅酒、生物動力（biodynamic）紅酒或香檳，或是三十毫升的深色烈酒。

不要逃避延遲飲食計畫

我就坦白說了：當你剛開始進行這個飲食計畫的時候，很可能會感到飢餓。我總是告訴病人要擁抱他們的飢餓感，不要躲避或感到恐慌，但我也是一個現實主義者。我很清楚，在這個計畫的開始階段，有些人會感到不適。尤其在第一週，你可能會覺得很難一直推遲早餐時間。如果你有這種感覺，這是因為你的身體在新陳代謝方面還不夠靈活，無法做出這些改變。

這個計畫的最終目標是要堅持足夠長的時間，以獲得它的好處，所以如果你真的很難過，我會說，慢慢來，不要著急。例如，假使你在週一和週二做得很好，但到了週三卻覺得沒有辦法挨到早上九點再吃早餐。此時，如果你在早上八點的狀況還不錯，那就維持在八點，或是試試看八點半。到下一週，再為自己設定一個新目標。

如果你因為飢餓感而飽受折磨，你可以試試益菌生纖維，這是降低飢餓感的好方法。只要舀一匙加點水喝下去就好。因為你無法消化它，它對你來說沒有熱量，但你的腸道細菌可以消化益菌生纖維，而且它們會傳訊息給你的大腦，告訴大腦它們很滿足，不需要給更多食物了！此外，它們會馬上開始生產丁酸鹽這種不可思議的粒線體燃料與治療劑。

如果你想要按照時間表，又不想那麼不舒服，或是無法撐到早餐時間，那麼你可以攝取一些MCT油（中鏈三酸甘油酯），有時也叫液體椰子油，在許多雜貨店都可以買到。MCT油可以迅速在肝臟中轉化為酮，而且無味。當所有方法都失敗時，在最初幾天每天服用約一茶匙到一大匙的MCT油三次，你就能捱過去了。在此警告，特別是對腸胃似乎對MCT油更敏感的女性讀者，請謹慎使用。如果剛開始的時候攝取太多，你會把大量精力花在跑廁所上，同時也會把一些腸道細菌沖進下水道。如果你想達到自己生酮的目的，可以服用幾粒膠囊或一匙外源酮粉，形式可以是酮鹽補充劑或酮酯，能提供給你小劑量但能迅速作用的酮（深入資訊請參考頁二九八），推你一把。

另一個小祕訣是隨時準備好一把堅果，飢餓難耐時就吃幾顆。加鹽的堅果最好。在積極減重時，我們會大量排尿，並失去鹽分。研究顯示，在剛開始限制進食時段時，增加鹽的攝入量是有好處的，這麼做也有助於防止出現想吃東西的強烈慾望。所以，多點鹽沒關係，它不是我們以為的敵人。只要確保你吃下的是加碘海鹽，而不是粉紅鹽即可（參考頁一〇三）。

無論如何，不要把自己逼太緊，在剛開始的時候出現想吃東西的強烈渴望與感到疲憊都是很正常的。你需要一點時間來餓死那些壞菌，關閉它們的訊息傳遞。你愈能克服不適，它們離開的速度就愈快！

重置時鐘與擊敗時鐘

一般的美國人整天都在吃東西。大家普遍認為，我們每天會坐下來吃三頓正餐，中間也許夾雜一些零食，不過實際上，很少有人會真的坐下來好好吃頓正餐。研究顯示，大部分人一天會吃上十六個小時。我們很忙，四處奔波，在所及之處抓點時間吃幾口東西，無論是白天或晚上都是如此。美國逐漸變成嚙齒動物、食草動物和少量多餐者的國度。

所以，如果你能把進食時段縮小到十二小時作為起點，然後慢慢將進食時段縮小到每天六至八小時，就能達到你和身體都能接受的程度。現在請記住，你要逐漸達到這個目標。我在執業時也是使用同樣的方法（非常成功），我有許多病人都和你一樣。

事實上，我最初在診所裡看到的絕大多數病人，都有胰島素阻抗與新陳代謝不靈活的問題。很重要的一點是，如果你的胰島素水準很高，就很難直接進入限時進食的飲食法，因為身體長時間倚賴糖分運作，無法從脂肪儲存中調動游離脂肪酸。為什麼要抵抗這種生理現象？因為當你的新陳代謝不靈活時，你根本**無法進入酮症狀態**，更無法使用游離脂肪酸作為燃料來源。沒錯，你**就是沒有辦法**，再強的意志力都無法讓你的身體入酮。最重要的是，如果你試圖咬緊牙關，強迫身體入酮，感覺會很糟糕：精力不足、脾氣暴躁、還會餓到生氣。你會經歷所謂的「生酮不適症」或「阿特金斯憂鬱症」。大部分新病人在走進我的診間之前，從來沒有測量過他們的空腹胰島素水準，並且都有嘗試間歇性斷食、生酮飲食、或大幅度削減卡路里攝入卻未能成功的故事。他們通常感到自責，但事實是，他們從來沒有成功的機會，因為他們欠缺粒線體靈活性，無法使用游離脂肪酸作為燃料，或是缺乏從脂肪細胞釋出游離脂肪酸的能力，也就無法利用它在肝臟裡製造酮。他們被困在用糖製造能量的死胡同裡，生產效率低下。因此，當你開始去除飲食中的糖分、澱粉與垃圾食品時，你實際上是經歷了糖戒斷，因為你的粒線體無法使用脂肪作為燃料。然而，藉由我這個時間交錯的計畫，你將會慢慢減少糖分攝取，不會突然降低攝取量——我會陪你慢慢走下山，而不是把你從懸崖扔下去。

現在你也許在想：「聽好，岡醫師，我跟你平常遇到的病人不一樣。我吃得很健康，都吃有機食品。不過我還是很疲憊。到底是怎麼一回事？」這裡要講幾件事：還記得第六章提到的致命干擾物嗎？我們需要擺脫它們，或者至少要中和它們的效果。其次，大多數「健康飲食者」其實吃的都是富含凝集素的大雜燴，這些食物會破壞你的腸壁，產生炎症。這些東西在這個計畫中都會被淘汰。然後，還記得那些吃著健康飼料卻整天進食的小鼠嗎？相較於壓縮進食時段的小鼠，整天進食的小鼠缺乏新陳代謝靈活性。如果你吃得很健康，卻持續不斷地吃，那麼你還是把自己放在能量消耗的位置上。最後，有些自詡為「最健康飲食者」的人同樣也吃了非常多水果，肝臟與粒線體被會掠奪能量的果糖給壓垮了。

現在，好消息來了：即使你在這個計畫中才邁出第一步，仍會開始注意到能量水準與整體健康都發生實質的改善，這是因為在你改變飲食的時候，微生物群系與粒線體的改變會迅速發生。感覺更好，將會幫助你保持動力。請記住，你不一定非得做到完美無瑕。最重要的是「無論在哪裡，都用你所擁有的，做你能做的。」

偶爾，我會遇上一些不能或不願放棄早餐（時間）的患者。他們必須在一天開始的時候吃點東西，否則後果不太妙！通常情況下，我在這裡分享的祕訣能幫助他們克服困難。但是如果其他方法都失敗了，其實還有一個變通的方法。

吃、暫停、吃

如果你在一天開始時真的沒法不吃東西，我建議遵循齋月式的禁食法。我們在頁一四三討論過，研究顯示，在齋月期間禁食的人獲得的益處與那些採用限時進食法的人是一樣的。在齋月期間，信徒在日出前吃一小餐，然後不吃不喝，直到日落後才吃正餐。由於白天有十二個小時不進食，之後在睡眠期間又有大約八小時不進食，他們基本上每天斷食長達二十小時。

為什麼要嘗試這個方式？對很多人來說，放棄早餐很困難，因為他們的一天都是圍繞著早餐來安排的。通常情況下，在一個正常工作日裡，午餐時間會妨礙行程，所以許多人選擇吃早餐不吃午餐。如果你屬於這群人，或是你在計時攝食的道路上遇上了困難，我真心不想因為這樣的掙扎而失去你和你的粒線體。在你放棄之前，先試著在早餐採用單一膳食（最好是高蛋白質），然後跳過午餐，等到晚餐時間再吃最後一頓。天知道，一旦你的新陳代謝靈活性回來了，你可能就會覺得自己已經準備就緒，可以開始慢慢推遲早餐的時間。

如果你已經在計時攝食的道路上，而且想在週末繼續下去，為何不加入這個吃、暫停、吃的選項呢？我幾乎每個週末都是採取這個方式，全年都是如此。

渦輪加速能量悖論計畫：每日一餐 EOMAD

對那些順利完成六週計畫而且正在尋找新挑戰的讀者，我建議嘗試推進到每日一餐的階段。我知道這個策略有效，因為我在過去十八年一直都是這麼做。我可以從自身經驗告所你，這是切實可行而且能持續下去的。當我的病人嘗試這種技巧時，他們的類胰島素生長因子水準會急遽下降，糖化血色素（HbA1c）亦然，這兩個現象對延長壽命都有非常大的好處。我相信，大幅度降低身體花在消化的時間與能量，緩解粒線體高峰期僵局，是我們能為身體健康所做到最好的一件事情。

如果你想試試看，我建議在完成六週計畫後進行，在第七週，延到下午一點吃第一餐，然後在晚上七點停止進食。在第八週，你的第一餐會在下午兩點開始，而在第九週，則延到下午三點。此時，你的進食時段已經縮減到四個小時；你可以隨時停止，但是你想想，只要再堅持兩週，你就達到進食時段為兩小時的每日一餐目標。

順道一提，這種每日一餐飲食法的最佳效果之一，是你因為不吃飯而額外擁有的自由時間。我們在辦公室裡都在笑，因為我的「午餐時間」通常用來製作podcast或寫作而不是吃東西。這種解放感是令人難以置信的！還有，我從來就不覺得餓。我只是會記得在進行每日一餐的時候，給我的腸道細菌該有的營養。如此以來，它們和我都可以保持正常！

不用管卡路里計算和巨量營養素嗎？

能量悖論計畫與許多流行的飲食方法不同，你不必擔心計算卡路里或巨量營養素的問題。計算卡路里是沒有意義的，尤其因為許多卡路里都是供你的腸道細菌攝取，而且坦白說，我並不關心你蛋白質、脂肪和碳水化合物的比例。更何況，這個計畫並不需要限制卡路里攝取就能運行。事實上，限時進食法比卡路里限制法更能修復新陳代謝靈活性。能量生產取決於限制進食時段與粒線體的燃料選擇，而不是卡路里或巨量營養素的限制。最後要說的是，如果我可以讓你限制進食時間，又能確保你吃的食物也能養活腸道細菌，就能幫助你感受到能量水準的差異（而且大多數時候，你也能在體重計和衣服的合身度上看到成果）。

能量悖論計畫食物清單

好了，親愛的讀者，這就來了，你一直在等待的食物清單。下面這些「可吃」與「不可吃」清單是能量悖論計畫的骨幹。這些食物清單應該被視為前面五個應該和四個不應該的補充，也可以是快速和方便參考的重要資源。一如既往，你可以在 www.DrGundry.com 網站找到這個資訊，並下載 PDF 檔案。

提高能量的食物

十字花科蔬菜

芝麻菜	甘藍（綠色與紅色）
青江菜	花椰菜
青花菜	綠葉甘藍
抱子甘藍	羽衣甘藍

韓式泡菜	德式酸菜（生）
大頭菜	勺菜（Swiss chard）
大白菜	水芹菜
紅菊苣	

其他蔬菜

朝鮮薊	白蘿蔔
蘆筍	蕨類嫩芽
竹筍	大蒜
甜菜（生）	蒜苗
胡蘿蔔葉	薑
胡蘿蔔（生）	棕櫚心
西洋芹	辣根

- 菊苣
- 歐洲蘿蔔
- 菊芋
- 苦苣
- 韭蔥
- 櫻桃蘿蔔
- 香茅
- 蕪菁甘藍
- 菇類
- 青蔥
- 胭脂仙人掌（nopale，可在網路上取得）
- 紅蔥頭
- 秋葵
- 荸薺
- 洋蔥
- 細香蔥

綠葉蔬菜

- 藻類
- 日本水菜
- 羅勒
- 芥菜
- 奶油萵苣
- 歐芹

芫荽	紫蘇
蒲公英葉	馬齒莧
苦苣	紅葉萵苣與綠葉萵苣
闊葉苦苣	蘿蔓萵苣
甜茴香	海菜
嫩葉沙拉	海藻
薄荷	菠菜

作用如脂肪的水果

酪梨（一天至多一顆）	橄欖，各種類型

油脂

- 海藻油（Thrive® 海藻油）
- 黑籽油
- 芥花油（非基改的有機產品）
- 椰子油
- 鱈魚肝油（檸檬與橙子口味沒有魚腥味）
- 夏威夷果油
- MCT 油
- 橄欖油（特級初榨）
- 酪梨油
- 紫蘇油
- 開心果油
- 紅棕櫚油
- 米糠油
- 芝麻油（冷壓芝麻油與烤芝麻油皆可）
- 核桃油

堅果與種子（每天半杯）

杏仁（只有去皮杏仁或馬可那杏仁）

巴魯堅果巴西堅果（適量，由於硒含量的緣故，每天約三顆）

巴魯堅果

栗子

椰子（不是椰子水）

椰奶（無糖的乳製品替代品）

椰漿（無糖、全脂、罐裝）

亞麻籽

榛果

火麻蛋白質粉

火麻籽

夏威夷果

夏威夷堅果奶（無糖）

堅果奶油（若是杏仁奶油最好以去皮杏仁製作，因為杏仁皮含有凝集素）

胡桃

霹靂果（pili nut）

松子

開心果

洋車前子

印加果

芝麻

中東芝麻醬（tahini）

核桃

能量棒（一天至多一條）

Adapt：椰子巧克力棒	GundryMD 的能量棒
Rowdy 能量棒：生酮巧克力餅乾麵團	Stoka：香草杏仁與可可杏仁
B-Up（Yup 公司生產）：巧克力薄荷、巧克力豆餅乾麵團、糖餅	Keto Bars：杏仁奶油布朗尼、鹽味焦糖、檸檬罌粟籽、巧克力豆餅乾麵團
MariGold 能量棒：巧克力堅果、純粹喜悅、濃縮咖啡、薑味椰子	Quest 能量棒：檸檬奶油派、香蕉堅果、草莓起司蛋糕、肉桂卷、雙重巧克力塊、楓糖格子鬆餅、摩卡巧克力豆、薄荷樹皮、巧克力米甜甜圈、肉桂卷
Primal Kitchen 能量棒：杏仁香料與椰子萊姆	

加工過的抗性澱粉（可以每天適量享用）

（注意：糖尿病或糖尿病前期患者平均每週只能食用一次）

- Barely Bread 的麵包與貝果（僅限沒放葡萄乾的口味）
- Cappello 的義大利寬麵與其他義式麵食
- California Country Gal 的三明治麵包
- Crepini 的 Egg Thins 薄餅
- Real Coconut 的椰子木薯粉墨西哥薄餅與脆餅
- Siete 牌脆餅（小心，我有幾個病人對脆餅中少量的奇亞籽有反應）與墨西哥薄餅（僅限以木薯粉與椰子粉或杏仁粉製作的口味）
- Simple Mills 的杏仁粉餅乾
- Julian Bakery 的原始人捲餅（用椰子粉製作）、原始人薄片杏仁麵包、三明治麵包、椰子麵包
- Mikey 公司的原味英式瑪芬與烤洋蔥英式瑪芬
- Positively Plantain 的墨西哥薄餅
- 高粱製麵食
- SRSLY 酸種無凝集素麵包與無米酸種麵餅卷
- Terra 的木薯脆片、芋頭脆片與大蕉脆片
- Thrive Market 的有機椰子片
- Trader Joe’s 豆薯卷
- Trader Joe’s 煮食蕉脆片

抗性澱粉（適量）

（注意：糖尿病或糖尿病前期患者平均每週只能食用一次）

猴麵包樹果	歐洲蘿蔔
木薯（樹薯）	柿子
根芹菜	蕪菁甘藍
葡甘露聚糖（蒟蒻芋）	高粱
青香蕉	番薯或山藥
青芒果	芋頭
青木瓜	虎堅果
綠大蕉	蕪菁
豆薯	絲蘭（yucca）
小米	

可接受的麵食

木薯製麵食	Miracle 品牌米食
Edison Grainery 的高粱製麵食	Natural Heaven 棕櫚心製義大利直麵與寬麵
GundryMD 的麵食	Palmini 棕櫚心製麵食
Jovial 的木薯製麵食	蒟蒻麵
洋菜製麵食	Slim Pasta
海帶麵	Sweet Potato Pasta 的通心麵
蒟蒻麵	Trader Joe's 花椰菜玉棋（義式馬鈴薯麵疙瘩）
小米製麵食（Bgreen Food 品牌，除了天使細麵以外的所有類型）	
Miracle 品牌麵食	

海鮮（任何野生海鮮，每日一百一十三克）

阿拉斯加鮭魚	大比目魚
鯷魚	夏威夷的魚如鬼頭刀、沙氏刺（ono）與月魚（opah）
魷魚	龍蝦
蛤蜊	貽貝
鱈魚	牡蠣
蟹	沙丁魚
淡水鱸	白鮭（whitefish）
干貝	蝦（僅限野生）
鮪魚（罐裝）	

放養家禽（每日一百一十三克）

- 雞
- 放養雞蛋或 Omega-3 雞蛋（每日最多四顆）
- 鴨
- 火雞
- 野禽（雉雞、松雞、鴿、鵪鶉）
- 鵝
- 鴕鳥

肉（百分百草飼或全草飼，每日一百一十三克）

- 牛
- 野豬
- 野牛
- 麋鹿
- 草飼牛肉乾（低糖版）
- 鹿
- 羔羊
- 野味
- 豬（人道飼養，包括義式火腿、西班牙伊比利火腿、5J 伊比利火腿）、加拿大培根、火腿

植物蛋白質與「人造肉」

火麻豆腐	Quorn 公司產品：只有 Meatless Pieces、Meatless Grounds、Meatless Steak-Style Strips、Meatless Fillets 和 Meatless Roast（避免其他產品，因為其他產品含有凝集素／麩質）
Hilary's 根部蔬菜漢堡	海帶乾
壓力烹煮的小扁豆與其他豆類（罐裝，如 Eden 或 Jovial 品牌），或是將乾豆浸泡*過後壓力烹煮（使用壓力鍋）	

*浸泡與壓力烹煮小扁豆與豆類的方式在網路上很容易就能找到。

水果（只在週末吃一小份，而且只吃當季水果）

（最佳選擇是石榴與百香果，其次是覆盆子、黑莓、草莓，然後是藍莓）

蘋果	油桃
杏桃	百香果
黑莓	桃

藍莓	李子
櫻桃	石榴
柑橘類（非果汁）	覆盆子
脆梨（安茹梨、波士梨、世紀梨）	草莓
奇異果	
蝦（僅限野生）	

乳製品與替代品（每日二十八克起司或一百一十三克優格）

A2酪蛋白牛奶	Kite Hill奶油起司替代品
水牛奶油（可在Trader Joe's購得）	Kite Hill（植物性）優格
水牛莫札瑞拉起司（義大利產）	Kite Hill瑞可達起司（riccota，杏仁製）
瑞士產起司	Lavva（植物性）優格
椰子優格（原味）	有機奶油起司

- 法國／義大利產奶油
- 有機鮮奶油
- 法國／義大利產起司
- 有機酸奶油
- 酥油（草飼）
- 帕瑪森起司
- 山羊奶與綿羊奶克非爾（kefir，原味）
- 綿羊奶起司
- 山羊奶起司
- 綿羊奶優格（原味）
- 山羊奶奶精
- 乳清蛋白粉（草飼牛、山羊、綿羊）
- 山羊奶優格（原味）

香草、調味品與佐料

- 酪梨蛋黃醬
- 營養酵母
- 椰子胺基醬油（coconut aminos）
- 海鹽（最好加碘）
- 魚露（無糖添加）
- 中東芝麻醬
- 香草與香料（除了辣椒碎）
- 香草精（純）

味噌	醋（任何無加糖者）
芥末	山葵

粉類

杏仁（去皮杏仁）	青香蕉
葛根	榛果
木薯	小米
栗子	芝麻
椰子	高粱粉
咖啡果	番薯
葡萄籽	虎堅果

甜味劑

阿洛酮糖（尋找非基改產品）	甜菊（stevia，SweetLeaf是我最喜歡的品牌）
菊糖（Just Like Sugar是很好的品牌）	木糖醇
赤藻醣醇（我最喜歡的品牌是Swerve，因為產品含有寡醣）	菊薯（yacon，Sunfood Sweet Yacon Syrup菊薯糖漿可在亞馬遜購物網站取得）
當地產蜂蜜與／或麥盧卡蜂蜜（產量極少）	羅漢果（Lakanto品牌不錯）

巧克力與冷凍甜點

椰奶無牛奶冷凍甜點（So Delicious藍標商品，只含一公克糖）	Killer Creamery冰淇淋：香草、鹽味焦糖、薄荷巧克力口味
不加糖的黑巧克力，百分之七十二以上（每日二十八克）	Mammoth Creameries：香草口味
Enlightened品牌冰淇淋	非鹼化的天然可可粉
生酮冰淇淋：巧克力、薄荷巧克力、海鹽焦糖口味	Rebel Creamery冰淇淋：奶油胡桃、覆盆子、鹽味焦糖、草莓、香草口味

Simple Truth 冰淇淋：奶油胡桃與巧克力脆片口味

飲料

香檳（每日一百八十毫升）

KeVita 品牌低糖康普茶（如椰子與椰子莫西托雞尾酒口味）

咖啡

Pellegrino 或 Panna 品牌瓶裝水

深色烈酒（每日三十毫升）

紅酒（每日一百八十毫升）

氫水

茶（各種類型皆可）

含凝集素的食物清單

精緻澱粉

- 麵包
- 甜餅乾
- 早餐麥片
- 薄脆餅乾
- 義式麵食
- 米飯
- 糕點
- 墨西哥薄餅
- 洋芋片
- 麵粉
- 馬鈴薯

穀物、發芽穀物、偽穀物與禾本科植物

- 大麥（無法壓力烹煮）
- 糙米
- 大麥草
- 蕎麥

布格麥（bulgur）	裸麥（無法壓力烹煮）
玉米	斯佩耳特小麥（spelt）
玉米產品	小麥
玉米糖漿	小麥（無法壓力烹煮；壓力烹煮無法從任何形式的小麥製品中移除凝集素）
一粒小麥（einkorn）	小麥草
卡姆小麥（kamut）	白米（除了壓力烹煮的印度香米*）
卡莎蕎麥（kasha）	*印度香米富含抗性澱粉，美國品種則不然。
燕麥（無法壓力烹煮）	野米
爆米花	藜麥

糖與甜味劑

龍舌蘭糖漿	NutraSweet（阿斯巴甜）

- 椰糖
- 低糖飲料
- 砂糖（即使是有機蔗糖）
- 麥芽糊精
- Splenda（蔗糖素）
- Sunett 公司的 Sweet One（醋磺內酯鉀）
- Sweet'n Low（糖精）

蔬菜

- 豆莢*（所有豆類，包括豆芽）
- 鷹嘴豆*（包括鷹嘴豆泥）
- 毛豆
- 四季豆
- 豆類*
- 小扁豆*（各種）
- 豌豆蛋白
- 黃豆
- 黃豆蛋白
- 甜豌豆
- 組織化植物蛋白
- 豆腐
- 豌豆

*唯有用壓力鍋適當烹煮的情況下才允許食用。

堅果與種子

- 帶皮杏仁
- 花生
- 腰果
- 南瓜子
- 奇亞籽
- 葵花籽

水果（有些被稱為蔬菜）

- 甜椒
- 南瓜
- 辣椒
- 南瓜屬植物（任何種類）
- 黃瓜
- 黏果酸漿（tomatillo）
- 茄子
- 番茄
- 枸杞
- 櫛瓜
- 甜瓜（任何種類）
- 豌豆蛋白

含有A1酪蛋白的乳製品

- 奶油（即使是草飼牛亦然。只能食用以含有A2酪蛋白的牛奶、綿羊奶或山羊奶製造的奶油）
- 起司
- 茅屋起司（cottage cheese）
- 優格（包括希臘優格）
- 冷凍優格
- 冰淇淋
- 克非爾
- 牛奶
- 瑞可達起司

油脂

- 芥花油（多為基改產品）
- 玉米油
- 葡萄籽油
- 紅花油
- 大豆油
- 葵花油

不完全氫化油	植物油
花生油	棉花籽油

香草與調味料

番茄醬	醬油
蛋黃醬（除了酪梨蛋黃醬）	牛排醬
辣椒碎	伍斯特醬

清單大致就是這樣了。如此一來，你就能安排一個能治癒腸道、滋養腸道細菌並確保粒線體能獲得所需，以將能量生產最大化的飲食計畫。現在，讓我們看看其他會影響幹勁的其他日常生活選擇。你該認真審視你的整體生活方式，辨識出（並排除）隱藏的能量耗損源頭。

Q&A

Q：如果我必須要參加一個很晚才開始的晚餐聚會該怎麼辦？第二天我該怎麼做？

首先要說，我明白，生活裡總是會有這樣的事情。也許你有個重要的晚餐會議從晚上八點開始，你一直到晚上九點或十點才吃完飯。隔天早上，只要繼續你原本的計畫，如果你的進食時段縮減到十小時，就試著把你的早餐時間推遲到中午。我都跟病人說，從馬背上掉下來沒關係，只要爬回去騎好就好。只是一天偏離軌道，不會造成太大影響。

Q：我在開始執行計畫時遇上了困難。你對想吃東西的渴望和飢餓感有什麼建議嗎？

好了，首先，想吃垃圾食品完全是正常的。請記住，你的腸道壞菌在後頭作怪，牽動著你對這些垃圾食物的慾望，你需要花點時間才能把它們餓死。相信我，我知道它們的訊息很有說服力。這有點像是奧德修斯和塞壬海妖歌聲的故事，你必須把自己綁在桅杆上幾天才行！幫助你堅持下去的一個方法是募集支持系統的幫助，可以是你的伴侶、朋友、同事等等。讓他們提醒你進行這個計畫的所有原因，並向他們保證，你不會因為他們幫助你對自己負責而生氣。如果這些都失敗了，就把我當作你的夥伴吧，隨時回頭讀讀這本書，看看一旦改變營養攝取，你的感覺會有多少程度的改善。給自己三天的時間：壞菌會離開，你將會開始渴望那些能餵養腸道好菌的食物。

在我的檢查室裡，我們的座右銘之一就是「只有做或不做，沒有試試這回事。」當你開始推遲早餐時間，也應學習擁抱你的飢餓感。就如我跟所有病人保證的那樣：你不會餓死的。

Q：我如何在假期中保持這種狀態呢？

這個計畫的妙處之一，在於為了良好表現而內建的「休息時間」。幸運的是，很多假期都是三天的長週末，所以不要害怕延到週二開始一週計畫。不過也請記住，我和其他同行在YouTube或Instagram上都有許多影片與貼文，告訴你如何準備符合能量悖論計畫的節慶餐食，你不需要偏離軌道也能好好享受。

Q：我該怎麼說服家人加入計畫？

首先也是最重要的，這個計畫是讓你恢復能量。你的精力愈旺盛，你的家人就愈想要追隨你的腳步。而且就像我上面說的，讓家人成為你的夥伴，讓他們敦促你對自己負責。我無法告訴你有多少孩子因為不吃被許可的「好」食物，受到母親或父親（或兩者）的嚴厲警告。

Q：我得出差。我該怎麼做才能按計畫行事，尤其是身處不同時區的時候？

在新冠肺炎疫情爆發之前，我到處旅行、演講、在國際會議上發表研究成果、並研究世界各地健康長壽的群體。事實上，你在任何地方都可以享受這個飲食計畫。只要記住，你的生理時鐘與粒線體的時鐘在你跨越時區時都會被打亂。你在抵達當天應該盡量曬太陽，並在當晚稍微「熬夜」，讓自己在「新的」適當時間上床睡覺。此外，抵達後連續幾天服用一定劑量的益生菌和益生元，也有助於重置微生物群系的時鐘。最後，也可以考慮連續幾天補充三至五毫克的長效緩釋型褪黑激素。

Q：我的工作結束得比較晚，經常晚上七、八點才回到家，這樣該怎麼進行計畫？

我在大學期間一直上夜班，擔任手術技術員，所以我能理解這種讓人瘋狂的工作時間。小鼠研究顯示（小鼠在夜間進食），當進食時段縮短，即使為高脂肪／高糖飲食，牠們也不會有肥胖與糖尿病的問題。其他研究顯示，就減重而言，六小時限制性進食的效果與緊湊的四小時時段一樣有效。如果你晚餐吃得晚，則從前一天晚上最後一餐過後十二小時開始，然後每天將早餐時間慢慢推遲一小時。你的早餐可以從下午三點開始。

chapter 8 第八章

能量悖論的生活方式

現代世界的節奏與隨之而來的便利，如：讓我們在炎熱時感到涼爽，或在寒冷早晨感到溫暖的溫度控制系統、在太陽下山時照亮住家的電力、在幾分鐘內把我們從甲地載到乙地的汽車等，確實在各個方面改善了我們的生活。然而，這些讓生活**更輕鬆**的偉大創新，實際上讓我們的身體**更難**維持在最佳狀態。人類的身體不僅能承受挑戰，更能在挑戰中茁壯成長。我們的生理機能需要適度的生物不適與環境不適才能達到最佳狀態，而我們應該確保身體能找到它們所渴望的挑戰。

我們每天做的選擇可以累積以增加我們的能力，也可以反過來成為能量耗損。我將這些生活方式因素分成六大類，將之稱為「六個S」，分別是流汗（Sweat）、陽光（Sunlight）、關閉模式（Shutdown Mode）、睡眠（Sleep）、感官挑戰（Sensory Challenges）與壓力管理（Stress Management）。

今日的人類是有史以來最不愛運動的，而且我們久坐的生活方式正在對健康產生負面影響，讓我們更容易患上肥胖症與其他代謝性疾病。讓現代生活更舒適的便利設施同樣也讓我們太容易長時間坐著不動。雖然這看起來像是在「節約」能量，防止我們感到疲憊，但實際上，情況恰好相反：你需要使用能量才能製造能量。

流汗：製造能量需要能量

我們的身體是為了活動而設計的。你可以回憶一下第一章關於超級健康的哈札部落的研究。雖然哈札人狩獵─採集的生活方式讓他們比一般美國上班族來得活躍，不過哈札人即使是在「休息」的時候，也不是完全久坐不動的。舉例來說，像是坐下來與站起來這樣的簡單動作，他們做起來也更有機能性：他們會採取蹲坐的姿勢。在你閱讀這段文字時，試著離開你舒適的位置，蹲坐在腿上──你會感覺到腳背肌肉和臀肌用力。在日常生活中站起來蹲下去好幾次，需要頻繁使用大肌肉，也會用上關節運動的全部範圍。這種穩定的運動會消耗熱量，讓我們的新陳代謝不停地運轉，並促進粒線體的效率。

研究顯示，任何能保持身體活躍並運用到肌肉的持續性動作都可以被視為有氧運動。事實上，有研究強烈支持，即使是低水準的運動，例如煩躁的表現（敲筆或用腳輕拍）似乎也有助於使系統更有效地運用能量，每天可以多燃燒三百至三百五十卡路里。在今日的文化中，許多人已很自然地認為「健身」只能藉由特定（而且往往是昂貴的）活動類型或課程才能實現，但人類的身體並不是為了每天坐十個小時然後起身做四十五分鐘Zumba有氧運動而設計的。我相信，我們需要重新思考對運動的看法，與其尋求精心設計的運動計畫，不如簡單地仿效哈札部落的體育活動，**多走動**，以將能量系統維持在良好的工作狀態。無論任何時候，只要你使用到身體肌肉，即使只是做家事或站在升降辦公桌前面，你都會燃燒葡萄糖、儲存肝醣，最後（如果你站在辦公桌前的時候沒有吃碳水化合物）你的粒線體就會轉而燃燒脂肪酸。如果你更劇烈地運動（例如Zumba有氧運動），你將會開始製造並燃燒酮。

概括而言，這就是新陳代謝靈活性，經常運動有助於保持粒線體持續運作燃燒。好消息是，開始運動永遠不嫌晚：研究顯示，運動可以恢復已經減弱的粒線體功能。此外也有證據顯示，隨著年齡增長，我們藉由運動而在粒線體功能與再生方面獲得的好處，是可以持續下去的。運動也有助於保持身體對胰島素的敏感性，因此也被證明對胰島素阻抗和糖尿病有保護作用。

當你鍛鍊肌肉時（無論低強度還是高強度），你的身體還會發生另一個很棒的連鎖反應，也就是在這個過程中會製造出新發現的**肌肉激素**信號分子，這種激素幾乎會影響你身體內的每一個器官系統，包括大腦在內。事實上，研究顯示，肌肉激素可能是定期運動能促進認知健康的原因。正如我在《長壽的悖論》一書中所述，運動可以減少腦霧、降低焦慮、降低神經系統退化風險如阿茲海默症與失智症等。運動除了有益於大腦，因運動而生成的肌肉激素，也會以刺激致有絲分裂或新粒線體誕生的方式來支持你的能量製造系統。這些傢伙也能增強腦力，幫助避免神經系統退化，並讓你睡個好覺（只是要盡量在睡前一至一個半小時完成運動，以避免過度刺激）。

很明顯，運動這件事是沒有商量餘地的——好處太重要，不能放棄。問題是：我們要如何打造一個適合你的運動計畫？如果你正在讀這本書，你很可能沒有太多額外時間來安排一個新的運動計畫，因為你已經太忙也太累了。所以，讓我們先努力滿足你現在的狀況，看看如何以最少的努力（與時間）投資得到最大的收穫。

運動零食法

與你所想的可能相反，你不需要花四十五分鐘以上運動才能獲得運動的好處。事實上，研究顯示，在一天中分段進行三次十分鐘運動，所帶來的好處與連續進行三十分鐘運動相同，甚至可能更多。整體目標是要在一天之中不停地動，並在中間穿插「突發性」劇烈運動，讓你的新陳代謝變得更加靈活。

在能量悖論計畫中，我將這些短時間運動稱為「零食」；它們是快速、簡單的運動形式，可以隨時隨地進行。如果你是新手，即使是像散步十分鐘這種簡單的運動也可以是很好的起點，因為走路這件事本來就存在於我們的演化設計中，我們的基因期望我們能多走走！每天散步可以幫助啟動能量生產，改善新陳代謝，降低糖尿病風險，並幫助提高思維清晰度。事實上，二〇一六年的一項研究發現，飯後散步十分鐘可以極大程度地降低血糖；而你知道延遲糖分衝擊的時間可能為你的能量生產帶來什麼好處。我喜歡晚上和我太太潘妮（Penny）去散步遛狗，而且我們的狗總是很渴望出門。（我常常告訴病人，養狗對他們的長期健康是一項重大投資，研究顯示養狗的人比不養狗的人更長壽！）

如果可能的話，試著找有坡度的地方散步，藉此為更多肌肉帶來壓力，獲得更多好處。如果你住的地方沒有這種選擇，也可以在室內獲得同樣的好處。你家或工作場所是否有樓梯？研究顯示，只要一分鐘快步上下樓梯就能改善粒線體功能，五或十分鐘則能帶來更多益處。

斷食搭配運動

雖然飯後散步是很好的運動，我也建議在早上做些運動。我們在第六章曾說過，在空腹狀態下運動會為你帶來更多好處，因此，清晨在早餐前動一動最為理想。空腹運動能為你的能量系統帶來多少好處，取決於你的體能水準（體能愈差，潛在的好處愈大），但是無論你的體能水準如何，空腹運動都有助於增加致有絲分裂，減少活性含氧物的產生，並改善胰島素敏感性。運動也可能藉由改變發出飢餓感信號的激素水準，有助於降低食慾。我也認為，飢餓感帶來的折磨一部分是因為無聊，而運動可以降低這種無聊感。因此，運動不但對你的粒線體有好處，當你開始實行計時攝食計畫時，你可能會發現，一早起來就運動，讓你更容易輕鬆推延進食時段。而且以快速簡短的運動開始你的一天，也能保證你的能量生產能有效地開始運轉。

如果你之前沒在運動，此時也不需要任何特殊設備，就可以馬上開始提升你的能量。你只要動就好了。到外面去，在花園裡除草或修剪草坪。把屋裡收拾一下。原地慢跑五分鐘，或是做開合跳。用椅背來保持平衡，練習深蹲或弓箭步。買個迷你彈跳床，在上面跳十分鐘。彈跳是一種很棒的低衝擊運動，不會對關節造成太大壓力，也有助於提升免疫力與淋巴排毒（清除毒素）。讓你在一天之間偷點時間做運動的方法有很多，這些運動零食加總起來，可以帶來很大的改善。

如果你喜歡有更具體的計畫才開始，我在下面為你準備了一個小小的「運動零食循環」。開始時，每天將這個循環做兩次，或是每當你覺得有必要站起來活動身體時就做一次，特別是如果你一天之中絕大部分時間都是坐著的話。

運動零食循環

1. **原地慢跑**。只要簡單地小跑一分鐘。如果這對你來說太困難，可以試著坐下來，像跑步一樣動動你的手腳。
2. **仰臥起坐**。做仰臥起坐的時候，躺在地上，膝蓋微彎，雙臂放在腦後或是指向腳，將頭和肩膀抬離地面，再慢慢抬起軀幹，一節脊椎一節脊椎慢慢來。身體能抬起來多少就抬多少，在一分鐘內能做多少就做多少，速度不要太快；做的時候要隨時維持姿勢，確保腹肌出力，而不是手臂或脖子。

3．**棒式**。棒式是一種很棒的全方位增強運動，而且幾乎在任何地方都可以做。做棒式的時候，先在地板上就伏地挺身的姿勢，雙臂與雙腿伸直，腳尖接觸地面將身體撐起（如果你需要支撐也可以採膝蓋彎曲姿勢）。背部挺直，頭與頸部維持在中立位置，雙手在肩膀正下方，臀部、腹部與四肢用力緊收，維持一分鐘。如果你是第一次做這個運動，可能會發現它有點挑戰性，所以在需要的時候可以休息一下。另一種稍加修改的版本，是用肘部支撐，前臂向前伸出。無論你選擇哪種姿勢，你都應該要感覺到核心肌肉在用力。如果不喜歡棒式，可以做普通版或改良版（膝蓋著地）的伏地挺身。

4．**深蹲**。這是另一個可以在任何地方進行的好運動。雙腳打開站好，稍微比臀寬寬一點。雙手與肩同高，腹部肌肉用力時，慢慢彎曲膝蓋，同時保持胸部向前，抬起頭。在活動能力允許的範圍內，膝蓋盡量彎曲，然後用臀部肌肉的力量回到站立姿勢。在一分鐘內盡可能多做幾次，重點是要保持正確的姿勢。如果需要平衡，可以用一隻手扶著桌面或椅背。

從零食到正餐

如果你是從進階級健身水準開始，或是在規律進行運動「零食」以後，準備好可以進入下一個階段，你肯定能從自我挑戰身體中獲得更多益處。時間較長的有氧運動及高強度間歇訓練，是將運動從零食變成正餐、增加運動量的兩個好辦法。更長時間的持續運動與更高強度的運動，都不是能量悖論計畫的基本組成，但是給自己的身體愈多挑戰，就愈有能量。

高強度間接訓練通常由交替進行的一系列短時間高強度無氧運動與短暫恢復時間所組成。這個主題有很多變化，但也可以簡單到以室內腳踏車、跑步或使用划船機做一些間歇性運動。它是這樣運作的：你用最快的速度踩腳踏車、跑步或划船四十五秒，然後停兩分鐘，再盡可能地重複進行這個循環。我個人每週至少做一次三十分鐘的高強度間歇自行車運動。你在Instagram、YouTube和許多健身應用程式上都可以找到許多種高強度間歇訓練的方法，而且這個概念有很多變化，所以你可以四處參考，看看什麼對你比較有吸引力。

除了使用室內腳踏車與划船機等器材進行鍛鍊以外，我也鼓勵你盡可能走到戶外進行訓練。因為你的皮膚與眼睛暴露在全光譜自然光的時間愈長，粒線體就愈能從中受益，也會睡得更好。此外，誰不想在揮汗運動時呼吸點新鮮空氣，享受陽光照在臉上的感覺呢？室外活動的感覺很好。現在，讓我們來看看戶外活動的其他益處。

陽光：大自然的免費維生素

我經常告訴我的病人應該把陽光看作最便宜也最有效的補充劑。晒太陽有助於身體產生維生素D，正如第三章所討論的，維生素D與能量水準密切相關，因為它對腸壁完整性與免疫功能都有支持的作用。此外，研究顯示有一個皮膚—腸道軸在發揮作用，自然光的UVB（紫外線的一種）對微生物群系有好處。我建議患者晒太陽還有另一個原因：全光譜自然光在我們的能量儲存中扮演著非常關鍵的角色，能為皮膚的黑色素提供它需要的能量，幫助製作三磷酸腺苷。（請記住，我們比我們想像中更像植物！）在太陽紅外光的幫助下，我們可以降低血壓，同時增加血液流量。你可能也已經親身體驗過，充足的日光可以改善你的情緒，讓你在晚上睡得更好。所以趕快去室外動一動——你照射到的光線愈多（是的，即使是陰天也照得到），你的內在能量系統就能更順暢地運轉。

我建議你每天讓皮膚暴露在陽光下一個小時。在理想的世界裡，你會希望盡可能地將皮膚露出來。不過說真的，雖然我知道在一月時穿著T恤短褲散步可能很困難，但暴露在寒冷環境中也可以是另一個有力的壓力源，可以活化激效反應，可以說是個一石二鳥之計！

定期晒太陽不但讓我們能藉由陽光來提升能量，有人也認為它可能是（矛盾的？）保護自己免受陽光傷害的關鍵。事實上，光生物學領域研究員暨抗藍光眼鏡品牌Ra Optics創辦人麥特・馬盧卡（Matt Maruca），就曾談到關於增加「太陽繭」的新興科學。學吉他或赤腳走路的時候，皮膚上會長繭，繭是重複做一個動作時在皮膚上形成的保護性增厚層，同樣的道理，馬盧卡認為，一年四季定期且適度地晒太陽，也能帶來保護作用。當我們整個季節都未能獲得充足的日照，在夏天走到戶外時身體是毫無準備的，皮膚細胞會被烤壞，進而造成致癌損害與壓力。定期晒太陽能讓我們建立起一個健康的防護繭，將皮膚損傷的可能性降低，同時也能安全地接受太陽帶來的綜合維生素效應。

把防晒吃下肚

你的皮膚科醫生可能已經告訴你，無論在戶外待的時間長短都要塗抹防晒產品，因為紫外線帶來的危害是非常真實的。也就是說，防晒產品能完全阻擋太陽的能量產生光線，所以如果隨時都擦著防晒產品，完全無法獲得太陽能量帶來的好處。（如果你使用含有內分泌干擾物化學物質的傳統防晒產品，實際上是在傷害自己的能量生產！有關安全防晒產品的選擇，請參考頁一六六。）按你的居住地與特定皮膚類型，如果遵循常識守則，可能根本不需要用上太多防晒產品。

你也可以像我一樣把防晒吃下肚，在逐漸建立起太陽繭的過程中予以額外的保護。注意，我不是說你應該真的大口吞下一瓶防晒乳液，而是藉由飲食攝取自然存在於食物中的幾種防晒性化合物（這些化合物也能以膳食補充劑的形式服用）。下面舉幾個例子：

- **番茄紅素**：這種化合物通常存在於番茄中，但你知道我對那些富含凝集素的茄科植物有什麼想法！甘藍、蘆筍與粉紅葡萄柚（當季）同樣也富含番茄紅素。

· **Omega-3 脂肪酸**：為了保護你的皮膚免受太陽傷害，可以多吃 Omega-3 雞蛋、核桃、野生鮭魚、亞麻籽和馬齒莧；更好的做法是服用魚類或藻類的 DHA、DPA 與 EPA 補充劑。

· **蘿蔔硫素**（sulforaphane）：這種化合物存在於十字花科蔬菜中，例如：青花菜與芝麻菜，已證明可以減少由紫外線輻射引起的炎症。

· **維生素 C**：我將維生素 C 稱為「美容營養素」，因為有很不錯的證據顯示，維生素 C 可以防止太陽對皮膚的傷害。青花菜、羽衣甘藍與其他十字花科蔬菜，以及檸檬汁與檸檬皮都富含維生素 C。（是的，檸檬是水果，但它幾乎不含糖。）為了確保你獲得足夠的維生素 C，我建議每天服用兩次一千毫克緩釋型補充劑。

關閉模式：把藍光關掉

我們還沒講完跟太陽有關係的部分。你可能還記得第六章講到，太陽調節睡眠與清醒的週期，以及我們的飲食週期。在電力出現之前，我們的祖先根據每天與季節性陽光照射變化進食，這與夏季長時間的藍光讓熊吃下更多漿果與鮭魚的情形並無二致，這些漿果與鮭魚會變成脂肪，讓熊度過漫長睏倦的冬天。就像那些熊一樣，溫暖延長的白晝時間會鼓勵我們增加食物攝取（包括我們曾經可以得到的唯一甜味食物：水果），如此一來我們就有額外的燃料可以在食物不足的月份裡燃燒。雖然人類不冬眠，但傳統上，更冷、白晝更短且夜晚更長的冬季意味著食物選擇較少，能用於狩獵或採集等活動的時間也較少，有更多的時間休息與進行久坐型態的活動。

我們以這種方式存在了數千年。然而，電力的發現與其後發明的人工照明，深深擾亂了這些自然節奏。很快地，各種發光設備如電視、電腦與後來的智慧型手機等陸續出現。這些設備都以**人工**藍光照亮，近年來這種光開始被稱為「垃圾光」。藍光干擾我們的晝夜節律時鐘，而且在現代生活中真的很難擺脫。我們在日落之後坐在被人造光照亮的社區與城市裡，長時間盯著設備的藍光。這樣的環境「光汙染」不但讓我們更難看到星星，也干擾人體褪黑激素的調節，讓我們難以入睡，因為藍光會向我們的大腦發送「該醒了」的訊息。

這些垃圾光的另一個後果是體重增加。當我們的視網膜細胞偵測到藍光時，它們會將訊息傳給大腦中調節食慾的區域，發出信號說該吃東西了（請記住，我們過去在夏天與秋天吃得比較多，白晝較長意味著更多藍光）。在二〇一九年的一項研究中，研究人員讓老鼠暴露在夜間藍光下，然後測量老鼠的食物消耗量與葡萄糖耐受性。為了更適切地模擬人類受到的光照，這些通常在夜間進食的老鼠被養成白天活動的生活型態，也就是說像人類一樣白天清醒，晚上睡覺。僅僅經過一**小時**的夜間藍光照射，雄老鼠的葡萄糖耐受性就發生了改變，這是糖尿病前期的一個警告信號。此外，當提供各種食物選擇時，接受藍光照射的老鼠會選擇攝取更多含糖食物。嗯……你在狂看最喜歡的節目時往往會吃甜食，這是巧合嗎？我不這麼認為。看來，垃圾光會讓我們吃更多垃圾食物。

為了恢復我們的能量與整體健康，必須重建身體的晝夜節律，重新與日光的自然起伏保持同步。也就是說，我們必須盡可能減少藍光的照射，並在日出與日落時多讓眼睛看看能平衡藍光的**紅光**。（請記住，光譜中的紅光與遠紅外線有助於粒線體的運作。）為了模擬這一點，你可以購買一個紅光設備，例如：Joovv，我就是用這個。你也可以去五金行購買紅外線燈泡，製作一個簡單的燈箱。（在我的網站上可以找到一則和 Joovv 創辦人進行對談的 podcast，他提供了很多如何增加紅光照射的有用資訊。）

我了解在晚上關閉藍光似乎不太實際也不令人愉快，畢竟這可能是你一天之間唯一能看看社群媒體、電子郵件或坐下來看電視的時候。幸運的是，科技發展得很快，讓我們安全使用設備的功能也在同步發展。例如，你現在可以為所有設備下載應用程式，讓你在日落時切換到非藍光（最好的應用程式來自 iristech.co），或者，如果你使用 iPhone，可以切換到「夜間模式」。如果打算在天黑後看電視（我知道你會），幫自己一個忙，投資一副琥珀色的抗藍光眼鏡，過濾掉藍光（可以試試 Ra Optics 或 BLUblox 這兩個品牌）。為了達到最好的效果，從日落時開始戴，直到入睡。你也可以購買特殊的無藍光燈泡在家裡的室內與室外使用（Lighting Science 是價格平實的好品牌）。

我希望不用特別強調，當你真的要上床睡覺時，必須關閉你的電子設備，不要把它們帶上床！有些電子設備即使在休眠狀態下也會發出藍光，而且它們還可能發出擾亂睡眠模式的電磁場，所以，請把它們放到房間的另一邊充電（最好是放到臥室外，這樣你就不會三更半夜還想滑一下推特）。這將我們帶入生活方式計畫的下一個「S」，也就是我的許多病人所欠缺的：睡眠。

睡眠：為我們的細胞充電

睡眠問題（或缺乏睡眠）是一個「已經悲慘太久早就習以為常」的好例子。我們的人民就像是睡眠不足的殭屍在四處走動，而且可悲的是，我們已經習慣了這種情況。許多人一直到睡眠不足真正的負面結果浮現，才會意識到問題的嚴重性，但到這個時候，損害已經累積一段時間了。我的好友亞利安娜．哈芬登（Arianna Huffington）在《睡眠革命》（*The Sleep Revolution*）一書中曾提到，她在努力扮演終極「女超人」度過每一天時，吃了不少苦頭才體認到睡眠的重要性。由於她長期睡眠不足，導致一場可怕的事故，此後，她終於醒悟了。

優質與充足睡眠的重要性不容低估；它就像營養一樣，對人體健康非常重要，但往往如同車輪上斷掉的輻條般不受重視。直到最近，科學界才開始充分認識到睡眠對人體健康的各種影響，我希望藉由分享這些有關睡眠益處的資訊，大家會開始重視睡眠。

如你所知，藍光是妨害睡眠的障礙之一，它會影響你的晝夜節律，擾亂睡眠模式。為了獲得身體所需的睡眠，你必須要重建晝夜節律，重新與日光的自然起伏保持同步。然而，光線並非阻礙良好睡眠的唯一因素。事實上，我給睡眠障礙患者的第一個建議是在睡前三小時內不要吃東西。

我們在第五章討論過，你的身體在睡眠期間會進入修復模式，尤其是大腦會進行自我「清洗」，這個功能對維持健康的認知與神經功能是非常重要的。然而，消化過程會讓血液流向腸道，無法提供大腦在這個整理期所需要的資源。因此，請在睡前三小時吃完飯，至少每週一次，不過最好是每天。你會對自己能睡得更香更沉而感到訝異。

如果你很難入睡或淺眠，而且沒有定期運動的習慣，我也建議你在白天多活動一下身體。睡眠與運動是互相的，睡眠不足會妨礙你運動，反之亦然。或者換個說法，很少有東西能像因為勞累而感到疲憊的肌肉這般幫助你睡得更好。

幫助睡眠的補充劑

採用一些手段幫助你進入夢鄉並沒什麼壞處。但是請注意，並非所有助眠藥物都是一樣的，你要服用的是能自然幫助你打瞌睡的補充劑，而不是改變你自然睡眠週期的藥物。以下是我推薦給失眠患者的一些安全助眠補充劑：

褪黑激素：這是人體會在夜間自然產生的一種激素，人工合成的產品長久以來也咸認是有益的助眠補充劑，而且副作用很少。我不會建議你每天服用，畢竟你應該按本章所述改變你的生活方式，但是如果你的內部時鐘因為旅行或繁忙的工作日程而被打亂，我建議服用長效緩釋型褪黑激素，幫助你重置自然的睡眠清醒週期。這種錠劑通常是三毫克或五毫克的劑量，已經相當足夠。

瑞羅拉（Relora）：這是木蘭（magnolia）樹皮提取物與黃檗樹皮（Phellodendron）的混合物，具有顯著的助眠特性，但不是鎮靜劑。如果你碰巧是少數確實有高皮質醇水準的人，這種補充劑將幫助你的皮質醇水準恢復正常。每天服用三百毫克兩至三次。

甘胺酸（glycine）：使用甘胺酸可以一舉兩得。臨睡前服用，它能降低體溫（低體溫有助於誘導睡眠），另一個好處則是可以和嘉磷塞競爭在人體組織內的結合點。因此，在它幫助你入睡時，也能保護你免受晚餐中任何殺蟲劑殘留的影響。每天睡前服用一千毫克。

益生菌和益菌生：我在旅行時總會隨身攜帶益生菌和益菌生。有時候，只要替你的腸道菌群補充能量，就能幫助你重置生理時鐘，尤其是在抵達不同時區的時候。

γ－胺基丁酸、**茶胺酸**（L-theanine）、**南非醉茄**（ashwagandha）、**纈草萃取物與迷迭香萃取物**：如果你有睡眠障礙，這些補充劑都是很好的助眠產品。有些常見的助眠補充劑是由這些成分混合調配，劑量各有不同。

少許自律也能發揮很大的作用，我鼓勵人維持固定的睡眠模式。約束一下熬夜看電視的衝動，每晚在同一時間上床，或至少盡量這麼做。確保你有七到八小時的充足睡眠。請記住，這不是一種奢侈；你的大腦、身體和腸道細菌全都倚賴著它。按計畫行事，即使在週末也應如此。事實上，睡懶覺並無法彌補在一週內失去的睡眠時間，反而會擾亂整個晝夜節律。

感官挑戰：當太多困難變成一件好事的時候

你知道你可以透過限時進食與運動來活化激效作用，但正如我之前建議你穿短褲在一月陽光下散步時的提示，極端的感官條件，無論冷熱，也是誘發身體有益壓力反應的另一個方法。研究顯示，這種暴露能提升我們能量系統的效率：這彷彿是向達爾文致意，我們的細胞得到的訊息是如果想要生存下去最好變強壯，所以細胞會發展蛋白質作為保護手段。這些蛋白質告訴任何無法承受其重量的細胞進行自我毀滅並自我回收（自噬作用），一旦這波危險過去，一切恢復正常，只會留下健康、新鮮的細胞。此外，極端溫度對我們系統造成的衝擊會活化抗炎特性，增加讓我們感覺良好的激素，即血清素的分泌。

你可能聽說過**冷凍療法**或冷療，在這種治療模式中，你得把衣服脫光，踏入一個充滿零度以下空氣的治療箱中，通常在裡面待上兩到四分鐘。冷凍治療能帶來許多益處，但是它的價格可能不便宜，而且不適合每個人（如果你決定嘗試，請做好研究並找到經過認證的醫生！）。你可以透過所謂的「蘇格蘭式淋浴」達到類似的效果，即在淋浴結束時加大冷水出水量，讓水溫盡量降到你可以承受的溫度（我建議一開始不要降低太多溫度，慢慢增加你的承受度）。不過這邊要提醒一下，這樣的治療方式不適合「心臟虛弱」的人，如端坐性心搏過速症患者，或是有任何心臟疾病的人（例如冠狀動脈疾病、裝設支架、裝設心律調節器或心房顫動）都不應該嘗試，因為它可能會導致心律不整與血壓突然大幅度下降。

你對寒冷的耐受力比你想像的要來得高，忍受寒冷只是一個轉變心態的問題。經常讓自己暴露在更寒冷的條件中，可以幫助你提升耐受力。克服不適的方法之一是進行呼吸訓練。事實上，荷蘭極限運動員溫霍夫（Wim Hof）推廣的密集呼吸法，在訓練對極端寒冷的耐受性方面顯示出絕佳的效果。你可以在網路上找到免費影片，幫助你學習這個非常簡單且有效的方法。

有些人喜歡熱

好吧，也許你更喜歡夏天。提高溫度的一個好方法是花點時間泡三溫暖。如果你曾經有過很好的三溫暖體驗，就會知道這是一種非常美妙的放鬆方式（如果出汗的話），可以放鬆你的肌肉。三溫暖設施很常見，甚至可以在地區健身俱樂部免費使用，所以這是一種以溫度誘導激效作用產生的好方法，不會造成什麼經濟壓力。但是，如果你不喜歡流汗（或是半裸著和一群陌生人坐在一起），紅外線三溫暖也可以達到類似的效果，甚至對你的粒線體有更多好處。

紅外線三溫暖利用電磁紅外線輻射來加熱身體的核心溫度，換句話說，身體加熱，但周圍空氣不加熱，而且溫度範圍更溫和。紅外線加熱溫度一般在攝氏四十三度至四十九度之間，而傳統三溫暖則是攝氏七十一度（甚至更高）。而且，由於沒有蒸氣與溼度，所以是一種「乾式」三溫暖。紅外線療法被認為是非常安全的，已經在醫療院所使用一段時間，甚至用來溫暖新生兒。

除了誘發激效作用以外，紅外線三溫暖也被證明具有其他提高能量的效果，包括幫助緩解疲勞症狀，這很可能是因為它具有支持正常血壓與循環的能力。事實上，紅外線三溫暖可以為心血管系統帶來與運動相同的促進作用。身體開始出汗，讓你的血管擴張以增加血流。在一項針對慢性疲勞症候群患者的研究中，經過十五至二十五次熱療後，患者症狀都獲得極大改善。

因此，一週一次左右，試著在三溫暖或蒸氣室待上一段時間，或是讓自己去進行近紅外光或紅光三溫暖，要不就是做熱瑜珈，或是在夏天來棕櫚泉市拜訪我！如果這些選擇都不夠實際，只需要泡個熱水澡就好。近期研究顯示，熱水澡比抗憂鬱藥物更能緩解輕度抑鬱症。為了避免給細胞帶來太多壓力，你應該在水溫相當溫暖的時候進入浴缸，然後在不斷放水的同時也加入更多熱水。只要出汗，就能達到同樣的激效作用。

壓力管理：從放鬆到充電

在過去，壓力只會短時間侵入人類的生活，而且在壓力過後也會有充足的時間休息與恢復。當然，如今壓力影響人類生活的方式完全是另一回事。現代社會的壓力往往是慢性且持續的，而且更糟糕的是，我們已經把這種狀態（就像「一直很累」）常態化，認為這是現代生活的代價。

我們知道，我們體內壓力激素的不斷衝擊會增加系統性炎症，對腸道造成嚴重破壞，也是大腦炎症（以及由此導致的認知障礙）的主要原因。如果想要恢復精力（與理智），就不能生活在高度壓力下。我明白這是知易行難，但我想讓你了解，壓力是具有多重危險副作用的真實生理現象。

那麼，讓我們來談談你該如何應對現今這種看似無止境的挑戰。我總是告訴那些生活在巨大壓力下的人，從兩個不容協商的行動開始：一是每日運動，我們知道運動是強大的減壓方法，另一則是解決睡眠不足的問題。一旦根深蒂固地養成這些習慣，你就會意識到身體在白天出現的壓力反應。你在這方面的力量比你意識到的要大得多！你**有意識**的想法可以活化你的壓力激素網絡，並藉由這個網絡的關聯活化你的腸道，或是讓它們都平靜下來。要平息身體的壓力反應，最簡單也最便宜的方法是透過控制呼吸。當你學會透過有意識的呼吸來「控制你的呼吸」，就能利用迷走神經的力量，讓神經系統鎮定下來，並與腸道和腸道細菌溝通，告訴它們「一切都很好」。呼吸技巧是一種自由、簡單且非常有效的壓力管理方法。

我最喜歡的呼吸運動

在擔任外科醫師的那些年裡，我掌握了一種最簡單的減壓工具。大多數時候，我在手術室集中精神，「進入狀態」，就像在賽場上比賽的運動員。但是當一些意外情況發生時，我會用控制呼吸來保持心率穩定，調節神經系統。它看起來是這樣的：

從鼻子吸氣，數到三，然後將嘴巴噘起來吐氣（就像吹蠟燭一樣），數到六，重複做幾次，直到呼吸急促的狀況改善，心律平靜下來，理智更受控制為止。慢慢吸氣，從一數到三，然後呼氣，從一數到六，以這樣的步驟重複進行。下次你感到恐慌時可以試試看，保證你會注意到不同！

除了呼吸訓練，我也建議每天留點時間（可以是早上的第一件事，或是晚上的最後一件事），專注於生活中積極正面的事物。我曾在 podcast 中與許多來賓討論過這個話題，令人驚訝的是，許多成功人士都曾提到，感恩練習能幫助他們管理自己的壓力。你只要花點時間數一數自己得到的恩賜，就有顯著的效果，這會讓你更容易控制失控的消極情緒或反思。儘管在遇上困難時要體認到這一點可能有點挑戰性，但生活中總是有些值得感激的事情存在。

除了專注於感恩以外，我也鼓勵任何人嘗試冥想。有非常令人信服的證據，證實冥想與腸道健康的改善有關——首先，冥想者擁有更多樣的微生物群系，而微生物群系愈多樣化，就愈能應對壓力。冥想也提供了短暫、集中的深度休息時間，對那些冥想實踐者來說，它是能量的救星！如今，有效冥想練習基本上是觸手可得，有許多很棒的應用程式可以幫助你平靜心靈。

然而，在你使用手機進行引導性冥想以後，請將手機放下。花點時間遠離社交媒體，與現實生活的積極力量建立起真正的社交聯繫。有時候，和好友或親密的兄弟姊妹敘舊一小時，就能消除壓力了。我們看到，在流行病的孤立經歷中，家人和親人之間是如何藉由 Zoom 之類的視訊交流來互相支持——人類與生俱來對交流的需求確實有助於我們的情緒，這又反過來幫助放鬆體內的一切。

chapter {9} 第九章

能量悖論的養生食譜

好了，你已經撐到最後了，我打賭你現在一定很餓。幸運的是，我有一批新食譜可以幫助你將能量悖論計畫付諸實踐。這些都是在考慮到你的粒線體與微生物群系的情況下開發出來的。請記住，你是為了它們而吃，不是為你自己而吃，這意味著包含大量益菌生、益生菌與有助於後生元製作的食物，它們能滿足你的粒線體與微生物群系，幫你帶來你所需要的能量。你會注意到這裡有很多貝類、軟體動物與雙殼類的食譜，能幫你補充磷脂，也就是粒線體膜的骨架。嘿，你甚至可以試試看以蝦餅當早餐！

如果你是悖論系列的長期信徒，請記住，我其他書中的所有食譜也都符合能量悖論計畫的需求；只是不要忘記能量方程式中計時攝食的部分，並且針對一天中第一餐的食譜進行修改，以符合單一膳食的原則。為了幫助你開始，我設計了一個五天的膳食計畫，讓你設想你在能量悖論計畫中的第一週會是什麼樣子。

膳食計畫示例

第一天

早餐：一碗爆小米香與未加糖的杏仁奶

午餐：鮮菇濃湯2.0（頁二七二）

晚餐：凱特的感恩節沙拉（頁二六九）

第二天

早餐：以非洲小米、高粱或小米和不加糖的杏仁奶製作的小米粥

午餐：羽衣甘藍、青花菜與小米漢堡搭配濃郁酪梨醬（頁二八〇）

晚餐：無凝集素炸牡蠣佐越式沙拉（頁二八三）

第三天

早餐：四個炒蛋白（可自由添加香草）
午餐：「牛」絞肉墨西哥塔可餅（頁二八四）
晚餐：西班牙風味燉海鮮（頁二七七）

第四天

早餐：火麻綠蛋白質果昔（頁二六八）
午餐：幾乎經典的巧達濃湯（頁二七四）
晚餐：鮮菇貝類椰子咖哩（頁二七六）

第五天

早餐：花椰菜格子鬆餅（採用單一膳食版本，頁二六七）

午餐：壓力鍋煮小扁豆、羽衣甘藍、韭蔥與鮮菇濃湯（頁二七三）

晚餐：花椰菜干貝燉飯（頁二七五）

點心與甜點

半個酪梨佐味噌芝麻醬（頁二八九）

一小塊當季水果

鮮菇熱巧克力（頁二八六）

黑巧克力花椰菜布朗尼（頁二九〇）

堅果

食譜

早餐

無凝集素小荳蔻榛果橙皮烘烤穀麥

我有不少病人很難放棄他們的早餐主食：優格與烘烤穀麥。因此，我並沒有強迫他們放棄，而是想出一個無凝集素也無糖的替代品，與不加糖的椰子優格可以說是絕配。你甚至可以將它撒在當季水果上，做成酥烤鮮果。只要記得，這並不符合單一膳食的原則，所以請你在完成前六週計畫以後再享用。

分量：

- 8 至 10 人份

食材：

- 2 杯大略切過的榛果
- 1 杯未加糖的椰子脆片
- ¼ 杯磨碎的亞麻籽
- ¼ 杯芝麻
- ½ 杯符合飲食計畫要求的奶油（參考第 XXX 頁）或椰子油
- 2 顆柳橙的皮

做法：

1. 烤箱預熱到攝氏三百度。將烘焙紙或矽膠墊鋪在烤盤上備用。
2. 取一只大碗，將榛果、椰子、亞麻籽與芝麻放進去拌勻備用。
3. 取一只小單柄鍋，放入奶油加熱至融化。加入橙皮、小荳蔻、肉桂、鹽、羅漢果甜味劑與 Swerve 甜味劑拌勻，以小火烹煮，經常攪拌，烹煮到甜味劑大多溶解為止。鍋子離火，然後拌入香草精。
4. 將 3 淋在 2 上，攪拌至混合均勻。
5. 將 4 移到準備好的烤盤中，抹成薄且均勻的一層。放入烤箱烘烤二十至三十分鐘，直到色澤呈金黃色且香味四溢，便可從烤箱取出，靜置放涼。
6. 掰成適口大小，可於室溫保存十天，或是冷凍保存三個月。

甜味或鹹味花椰菜格子鬆餅

用花椰菜做格子鬆餅？這聽起來可能不太尋常，但是實際上，對任何以碳水化合物為主的食譜而言，花椰菜可以是非常好的碳水化合物替代物，現在我也找到將這種對腸道有益的十字花科蔬菜做成格子鬆餅的方法！請務必替模具抹上大量油脂，並小心處理這些格子鬆餅，它們滿容易碎掉的。

分量：

- 2 人份

食材：

格子鬆餅基底

- 3 杯花椰菜米，用食物調理機打成顆粒
- 3 大匙杏仁粉
- 2 大匙椰子粉
- 3 顆大 Omega-3 雞蛋
- 噴霧式酪梨油
- 新鮮香草或當季水果，上菜時裝飾用（自選）

鹹味鬆餅的其他材料

- ¼ 杯帕瑪森起司
- 1 小匙紅椒粉
- ½ 匙蒜粉
- 3 大匙細香蔥末
- 1 大匙迷迭香末

甜味鬆餅的其他材料

- 2 大匙杏仁粉
- 2 大匙椰子粉
- 1 ½ 小匙木薯澱粉
- 2 大匙羅漢果甜味劑或 Swerve 甜味劑
- 1 小匙肉桂粉
- 1 顆柳橙的皮

做法：

1. 取一只大碗，拌入基底材料的花椰菜米、杏仁粉、椰子粉與雞蛋。
2. 加入甜味鬆餅或鹹味鬆餅的其餘材料（你必須在甜味與鹹味中擇一使用），拌勻。
3. 在格子鬆餅模具上噴酪梨油，以中火加熱。當指示燈亮起，再次噴油。
4. 倒入一杯 1，蓋上模具，烹煮五至七分鐘，至表面呈金黃色。
5. 小心將鬆餅移出，以同樣步驟處理剩餘材料。做好的鬆餅可以直接上桌，或是搭配新鮮香草或當季水果享用。

中止斷食的單一膳食

下面是我最喜歡的幾種單一膳食早餐。請記住，無論你的第一餐吃的是蛋白質、碳水化合物或（在兩週後）油脂，你都是在讓粒線體慢慢進入工作狀態，讓它們能盡可能有效地為你生產能量。

蛋白質

雞肉餅

分量：

- 2 人份

食材：

噴霧式橄欖油料

- 1 顆紅蔥頭，切末
- 1 小匙家禽調味料
- ¼ 小匙甜紅椒粉
- ½ 小匙加碘海鹽
- 230 克放養雞絞肉

做法：

1. 取一只大平底鍋，噴上橄欖油，再以中火加熱。
2. 加入紅蔥頭、家禽調味料與紅椒粉，翻炒混合至香味飄出、紅蔥頭變軟。將混合物移至碗中，待溫度降到室溫。將平底鍋擦乾淨備用（等一下還會用到）。
3. 將食鹽與雞肉加入 2 拌勻，讓調味料滲入雞肉中。
4. 將 3 分成四等份，做成肉餅（就像漢堡肉餅），靜置備用。
5. 平底鍋再次噴上橄欖油，以中大火加熱。肉餅下鍋，每面煎四至五分鐘（如果使用腿肉則每面煎七至十分鐘），直到探針式溫度計插入肉餅中央讀數達到攝氏七十一度，便可起鍋上菜。

蝦餅

分量：

- 豐盛的 2 人份

食材：

- 四百克生野蝦，去殼後切細
- 2 根西洋芹，切丁
- ½ 顆黃洋蔥，切丁（保留 1 小匙製作醬汁）
- 2 瓣大蒜，拍碎
- 1 小匙 Old Bay 調味粉
- 1 顆檸檬的皮
- 2 大匙木薯粉，若有需要可增加用量
- ¼ 杯 Omega-3 蛋白（2 顆蛋）
- ¼ 杯去皮杏仁粉
- 噴霧式酪梨油

做法：

1. 取一只大碗，放入蝦肉、西洋芹、洋蔥、大蒜、調味粉、檸檬皮、木薯粉與蛋白混合均勻。你應該能輕鬆用雙手將混合物做成餅狀，如果會散開，則加入更多木薯粉，每次加入一茶匙，直到可以成形為止。
2. 將杏仁粉放入淺碗中。將 1 分成四等份做成餅狀，放入杏仁粉中，輕拍使其沾上杏仁粉，然後放到盤子裡，再放入冰箱冷藏十五至二十分鐘。
3. 替大平底鍋噴上酪梨油，以中大火加熱。放入蝦餅，煎到底部變成褐色，約三至四分鐘。小心翻面，繼續煎三至四分鐘，將另一面煎到上色。將火轉小，繼續烹煮到將刀子插入蝦餅中央拔出來是熱的，約需要繼續煎一至兩分鐘。

碳水化合物

草莓小米粥

分量：

- 4 至 6 人份

食材：

- 1 又 ½ 杯生小米
- 2 杯清水
- 1 杯未加糖的罐裝椰奶
- ½ 杯未加糖的椰子絲
- ¼ 杯羅漢果甜味劑（自選）
- 1 小匙肉桂粉
- ¼ 小匙多香果粉（allspice）
- ¼ 小匙加碘海鹽
- 1 杯切丁的有機草莓（冷凍亦可）
- 1 顆檸檬的皮

做法：

1. 選擇萬用壓力鍋的煎煮功能，先將鍋子加熱幾分鐘。小米下鍋焙炒，頻繁翻炒至聞起來有堅果香，約需要五至六分鐘。
2. 加水、椰奶、椰子絲、羅漢果（如果使用）、肉桂粉、多果香粉、海鹽、草莓與檸檬皮，攪拌至均勻。蓋上鍋蓋鎖緊，選擇高壓烹煮，然後設定烹煮時間為十分鐘。
3. 烹煮完成後按取消鍵，手動打開壓力閥洩壓。打開鍋蓋，稍微拌一下便可上桌。

花椰菜格子鬆餅單一膳食版

分量：

- 2 人份

食材：

- 3 杯花椰菜米，用食物調理機打成顆粒
- 5 大匙杏仁粉
- ¼ 杯椰子粉
- 1 ½ 小匙木薯澱粉
- 2 大匙羅漢果甜味劑
- 1 小匙肉桂粉
- 1 顆柳橙的皮
- 6 個蛋白（或 3 顆亞麻蛋）
- 噴霧式酪梨油
- ½ 杯新鮮莓果，裝飾用

做法：

1. 取一只大碗，放入花椰菜米、杏仁粉、椰子粉、木薯澱粉、羅漢果甜味劑、肉桂與橙皮拌勻。
2. 若使用蛋白，則取一只小碗，將蛋白打到起泡。將蛋白（或亞麻蛋）加入 1，攪拌至糊狀。靜置五至十分鐘，讓椰子粉水合。
3. 在格子鬆餅模具上噴酪梨油，以中火加熱。當指示燈亮起，再次噴油。
4. 倒入一杯 2（若模具較大可增加用量），蓋上模具，烹煮五至七分鐘，至表面呈金黃色。
5. 小心將鬆餅移出，以同樣步驟處理剩餘材料。上桌時可將新鮮莓果放在鬆餅上。

火麻綠蛋白質果昔

分量：

- 1 人份

食材：

- 1 杯切碎的蘿蔓萵苣
- ½ 杯嫩菠菜
- ¼ 杯火麻心
- 1 枝帶莖的薄荷
- ¼ 杯現擠檸檬汁
- 3 至 6 滴甜菊萃取物或 1 小匙阿洛酮糖
- ¼ 杯冰塊，可按需求增加用量
- 1 杯清水

做法：

1. 將所有材料放入高速攪拌機，以高速攪打至滑順鬆軟，可按個人喜好增加冰塊用量。

主菜

凱特的感恩節沙拉

當我建議在感恩節大餐端出沙拉時，別人總是用奇怪的眼光看著我，直到我端出這道沙拉，他們才恍然大悟。這是一道餐廳式的菜肴，裡面藏了許多「美味」，每一口都讓人感到特別與興奮。

分量：

- 豐盛的 4 人份

食材：

- 1 顆大番薯，去皮後切成小丁
- 2 杯蘑菇片（褐色蘑菇或白蘑菇）
- ¼ 杯橄欖油，分次使用
- 3 大匙新鮮鼠尾草末，分次使用
- 1 小匙加碘海鹽，可按個人喜好增加用量
- 2 杯切絲的抱子甘藍（大約 170 克）
- 1 把羽衣甘藍，去莖後切細絲
- 2 杯青花菜沙拉
- 1 顆球莖茴香，切薄片
- 1 顆柳橙的皮
- 1 顆檸檬的皮與果汁
- 2 顆紅蔥頭，切末
- 1 小匙黑胡椒粉
- 2 小匙第戎芥末醬
- 3 大匙紅酒醋
- ½ 杯帕瑪森起司絲（自選）
- 1 杯烘烤過的榛果
- ¼ 杯烘烤過的芝麻
- 1 杯石榴籽（當季）

做法：

1. 烤箱預熱到攝氏兩百度。
2. 取一只大碗，放入番薯丁與蘑菇片，加入兩大匙橄欖油拌勻。加入一大匙鼠尾草末與一撮食鹽。
3. 將 2 放入烤盤，放進烤箱烘烤至番薯變軟，約需要十至十五分鐘。從烤箱取出，靜置放涼至室溫。
4. 取一只小單柄鍋，放入剩餘的兩大匙橄欖油與剩餘的兩大匙鼠尾草末，以小火加熱。一旦鼠尾草的香味飄出，鍋子就離火，加熱過程約兩分鐘。
5. 同時，將抱子甘藍絲、羽衣甘藍、青花菜沙拉與球莖茴香絲和剩餘的食鹽拌勻。用雙手拿起菜絲搓一搓，幫助鹽入味。靜置五至十分鐘。
6. 再將橙皮、檸檬皮、檸檬汁與紅蔥頭末放入一只碗中拌勻。然後加入黑胡椒、芥末醬與紅酒醋，攪拌至芥末醬溶解。倒入鼠尾草橄欖油，用力攪拌至醬汁乳化。
7. 將醬汁拌入 5 裡，再加入番薯與蘑菇。輕輕翻拌，然後放上起司（非必要）、榛果、芝麻與石榴籽，便可端上桌。

菇清湯

市面上有許多種類的預製高湯與清湯，我們去一趟商店就能輕鬆買到，但是這類清湯的鈉含量經常高得嚇人，而且還是用富含凝集素的材料製成。一旦你自己動手製作這種美味的菇清湯，你一定會愛上它，再也不會想用別的東西替代。

分量：

- 約 2 人份

食材：

- ¼ 杯酪梨油
- 4 顆紅蔥頭，略切
- 10 瓣大蒜，略切
- 2 大匙新鮮百里香
- 1 顆檸檬的皮和果汁
- 230 克乾菇（香菇、杏鮑菇、龍蝦菇、牛肝菌，或混合使用）
- 1 杯不甜的白酒 *

  * 如果你不想用酒，可以再加一杯水來代替。
- 450 克鮮菇（白蘑菇、波特菇、褐色蘑菇、秀珍菇、或混合使用），切丁
- ¼ 杯紅味噌或白味噌
- ¼ 杯椰子胺基醬油
- 1 大匙羅漢果甜味劑
- 8 杯清水

做法：

1. 取一只大湯鍋，放入酪梨油以中大火加熱。
2. 將紅蔥頭、大蒜、百里香、檸檬皮、檸檬汁與鮮菇放入鍋中烹煮，頻繁翻炒，直到鮮菇表面呈褐色且散發香味。加入味噌，將火轉成中小火繼續烹煮，頻繁翻炒，至味噌混合物與鮮菇混合均勻。加入椰子胺基醬油、乾菇、酒與甜味劑，然後拌勻。
3. 加水，蓋上鍋蓋，加熱至微滾。將火轉小，熬煮三十至四十分鐘，直到菇變得非常軟，湯汁有濃郁的菇味。
4. 過濾後可馬上使用，或是放涼後移至密封容器，置於冰箱可冷藏兩週，或是冷凍保存三個月。

蒜味勺菜麵湯

愛吃大蒜的讀者有口福了。這道美味的湯裡有味甜、帶堅果香的烤大蒜與炒大蒜，這樣的組合非常美味。花椰菜泥賦予乳脂般的基底，與勺菜「麵」完美搭配，化作一道暖心、讓人有滿足感的冬日湯品，你一年四季都會想要煮來吃。

分量：

- 4 人份

食材：

- 40 瓣大蒜，去皮
- ¼ 杯初榨冷壓橄欖油，分次使用
- 1 顆中型黃洋蔥，切末
- 2 根西洋芹，切末
- 2 杯花椰菜小花
- 1 小匙新鮮百里香
- 1 小匙加碘海鹽，可按個人喜好增加用量
- 1 小匙黑胡椒粉
- 6 杯菇清湯（第 XXX 頁）
- 1 杯未加糖的罐裝椰漿
- ¼ 杯帕瑪森起司粉（自選）
- 2 杯切細絲的勺菜葉

做法：

1. 烤箱預熱到攝氏一百七十五度。
2. 將三十瓣大蒜放入小烤盤裡，淋上兩大匙橄欖油。蓋上鋁箔紙，放入烤箱烘烤約二十分鐘，直到大蒜變成淺金黃色。
3. 同時，將剩餘的十瓣大蒜大略切碎。
4. 將剩餘的兩大匙橄欖油放入一只大湯鍋內以中大火加熱。下洋蔥、西洋芹、花椰菜、切碎的大蒜、百里香、食鹽與黑胡椒。頻繁翻炒至洋蔥軟化，鍋中食材飄出香味，約需要五至七分鐘。
5. 倒入菇清湯，加熱至微滾。將火轉小，蓋上鍋蓋，熬煮十五至二十分鐘，將花椰菜煮到非常軟。
6. 湯鍋離火，拌入烤好的大蒜、椰漿與起司（非必要）。用手持式攪拌棒攪打至滑順，亦可分批放入攪拌機裡處理。將打好的菜泥放回爐火上，以小火加熱，加入勺菜絲，攪拌至菜絲煮軟。
7. 試味道後按需要調整調味與濃稠度（看你喜歡濃一點還是稀一點），便可上桌。

鮮菇濃湯 2.0

我所有的食譜書裡幾乎都會出現一道菇湯版本，因為我真是太喜歡這種湯了！如果你想要更經典的蘑菇濃湯，你可以跳過佐料，不過相信我，這損失就大了。佐料可以提前兩天製作。

分量：

- 4 人份

食材：

湯

- 1 顆大花椰菜，去掉外層葉子，大略切塊
- ¼ 杯特級初榨橄欖油，分次使用
- 900 克蘑菇，切小丁
- 1 小匙新鮮百里香
- 1 ½ 小匙加碘海鹽
- ½ 小匙黑胡椒粉
- ½ 小匙洋蔥粉
- 1 小匙第戎芥末醬
- 1 大匙白味噌
- 1 小匙新鮮迷迭香
- 1 顆檸檬的皮
- 4 顆紅蔥頭，略切
- 2 瓣大蒜，切末
- 2 根西洋芹，切丁
- 2 大匙中東芝麻醬
- 6 杯菇清湯（頁 270）
- 1 杯未加糖的罐裝椰漿

佐料

- 1 杯切片的白蘑菇或褐色蘑菇
- 1 顆柳橙的皮
- 1 顆檸檬的皮和果汁
- ½ 小匙加碘海鹽
- ¼ 杯切末的新鮮扁葉香芹或義大利香芹
- 1 瓣大蒜，切末
- ¼ 杯橄欖油

做法：

1. 烤箱預熱到攝氏兩百度。
2. 取一只大碗，放入花椰菜與兩大匙橄欖油拌勻。
3. 將花椰菜移入烤盤中，烘烤十五至二十分鐘，直到有堅果香且呈金黃色。
4. 同時，將剩餘的兩大匙橄欖油放入一只大湯鍋內以中火加熱。放入菇、百里香、迷迭香與檸檬皮，頻繁翻炒至菇的邊緣變成褐色，香味飄出，約需要五至七分鐘。
5. 加入紅蔥頭、大蒜、西洋芹、食鹽、胡椒與洋蔥粉，烹煮至西洋芹與紅蔥頭變軟，約需要兩至三分鐘。加入芥末醬、味噌與芝麻醬，翻拌至混合均勻。倒入菇清湯，加熱至微滾，然後將火轉小，蓋上鍋蓋，熬煮十至十五分鐘，直到菇變軟。
6. 熬湯的時候製作佐料：只要將所有材料放入一只大碗中拌勻，置於室溫環境十五分鐘，讓味道融合（或放入冰箱冷藏，至多兩天）。
7. 將烤好的花椰菜放入湯裡，（用食物調理機或手持式攪拌棒）攪打至滑順。拌入椰漿，以中小火開蓋烹煮至自己喜歡的濃稠度。試味道並按個人喜好修正調味。盛盤時放上佐料再上桌。

壓力鍋煮小扁豆、羽衣甘藍、韭蔥與鮮菇濃湯

這道豐盛的純素濃湯很爽口、味道鮮美且能讓人很有飽足感。如果等到第二天，讓味道有時間融合會更好喝，不過我建議薄荷和歐芹在上桌前再加入，以保持它們的風味。為了讓味道更濃郁，可以在上面加點椰漿。

分量：

- 6 至 8 人份

食材：

- 4 杯特級初榨橄欖油
- 1 根大韭蔥，洗淨後切薄片
- 2 顆紅蔥頭，切末
- 3 瓣大蒜，切末
- 2 杯大略切碎的褐色蘑菇或波特菇
- 1 小匙乾燥的奧勒岡
- 1 小匙加碘海鹽
- ½ 小匙小茴香粉
- ½ 小匙小荳蔻粉
- 1 顆檸檬的皮
- 1 顆柳橙的皮
- 2 大匙濃縮番茄糊（自選）
- 2 大匙中東芝麻醬
- 1 杯乾的紅色小扁豆
- 8 杯菇清湯（頁 270）或蔬菜清湯
- 4 杯切細絲的羽衣甘藍
- ¼ 杯新鮮薄荷葉，略切
- ¼ 杯新鮮扁葉香芹或義大利香芹，略切

做法：

1. 選擇萬用壓力鍋的煎煮功能，讓鍋子加熱幾分鐘。放入橄欖油、韭蔥、紅蔥頭、大蒜與菇，頻繁翻炒至菇變軟，約需要三至五分鐘。加入奧勒岡、鹽、小茴香與小荳蔻，烹煮至香味飄出，約需要一至三分鐘。
2. 加入檸檬皮與橙皮，繼續烹煮一分鐘，然後拌入濃縮番茄糊（非必要）與中東芝麻醬。加入小扁豆與清湯，攪拌均勻。蓋上鍋蓋鎖緊，選擇高壓烹煮，設定烹煮時間為十二分鐘。
3. 烹煮完成後按取消鍵，自然洩壓十分鐘，再手動打開壓力閥洩壓。打開鍋蓋，加入羽衣甘藍。重新蓋上鍋蓋鎖緊，高壓烹煮兩分鐘，接著自然洩壓五分鐘，再手動打開壓力閥洩壓。打開鍋蓋，拌入薄荷與歐芹，便可上桌。

幾乎經典的巧達濃湯

我非常喜歡美味豐盛的蛤蜊巧達湯，但是這道湯品大多以馬鈴薯、牛奶與其他相當不健康的材料烹煮。幸運的是，你還是可以烹煮出非常滑膩、超級美味的無凝集素巧達湯。

分量：

- 6 至 8 人份

食材：

- 570 克罐裝蛤蜊
- ¼ 杯酪梨油
- 1 顆洋蔥，切末
- 2 根西洋芹，切末
- 1 杯切小丁的根芹菜
- 3 杯花椰菜小花
- 1 小匙黑胡椒粉
- ½ 小匙加碘海鹽，按個人喜好增加用量
- 1 杯罐裝蛤汁
- 1 小匙魚露
- 4 杯蔬菜清湯或雞清湯
- 2 杯未加糖的罐裝全脂椰奶
- 1 片月桂葉
- 1 枝百里香
- 1 顆檸檬的皮
- 切末的新鮮扁葉香芹與細香蔥，裝飾用

做法：

1. 將蛤蜊瀝乾，湯汁保留下來，並將蛤蜊大略切碎。放入冰箱備用。
2. 取一只大湯鍋，放入酪梨油以中火加熱。下洋蔥、西洋芹、根芹菜與花椰菜，烹煮時偶爾翻炒，煮到洋蔥變軟，蔬菜開始軟化，約需要五至六分鐘。加入胡椒與食鹽，繼續烹煮一分鐘。
3. 倒入蛤汁、罐子裡的湯汁、魚露、清湯與椰奶，加熱至微滾。放入月桂葉、百里香與檸檬皮。將火轉小，熬煮二十至三十分鐘，直到鍋中食材飄出香味，花椰菜非常軟為止。
4. 鍋子離火，取出月桂葉與百里香。用手持式攪拌棒或食物調理機，小心將湯打到質地滑膩但還帶點塊狀物的濃稠度。加入蛤蜊拌勻。以小火烹煮到蛤蜊熱透。盛盤上菜時撒上香草末。

花椰菜干貝燉飯

這道菜的靈感來自我最喜歡的一項食物記憶，在義大利和我最喜歡的人，也就是我太太潘妮，一起吃了一道味道豐富鮮明、帶有檸檬香的燉飯。我很自豪的是，我們用花椰菜米做出了經典義式燉飯的滑膩度與質地，並以奶油香的干貝與蘆筍讓這道菜更加完美，做出一道能帶來飽足感、風味新鮮的美食。

分量：

- 4 人份

食材：

- ¼ 杯酪梨油，分次使用
- 2 根中韭蔥，洗淨後切薄片
- ¼ 杯紅蔥頭末
- 加碘海鹽
- 1 包（500 克）花椰菜米
- 3 大匙葛粉
- 2 杯菇清湯（頁 270）
- ½ 杯椰漿
- 2 顆檸檬的皮和果汁，分次使用
- ¼ 杯營養酵母或帕瑪森起司
- ¼ 杯切末的新鮮扁葉香芹
- 500 克野生干貝，拍乾
- 230 克大略切塊的蘆筍

做法：

1. 將兩大匙酪梨油放入大單柄鍋內以中大火加熱。放入韭蔥、紅蔥頭與一小撮鹽，煮到韭蔥與紅蔥頭變成半透明狀，約需要四至五分鐘。
2. 放入花椰菜米烹煮約五分鐘，煮到花椰菜米變軟，鍋內多餘液體蒸發，然後加入葛粉翻炒約一分鐘。倒入菇清湯，加熱至沸騰；湯應該很快就開始變稠（兩至三分鐘）。
3. 一旦燉飯沸騰且開始變稠，倒入椰漿，將爐火轉小至維持接近微滾狀態。加入一半的檸檬皮與檸檬汁、營養酵母（或起司）與香芹，拌勻。靜置備用。
4. 鍋子擦乾淨並完全擦乾，放入剩餘的酪梨油以中大火加熱。
5. 用紙巾將干貝拍乾，然後以一撮鹽調味。將干貝放入鍋中，煎封至表面呈金黃色，每面約需要兩至三分鐘。從鍋中取出後靜置備用。
6. 在鍋中放入蘆筍、剩餘的檸檬皮和檸檬汁。轉小火，烹煮一至兩分鐘，至蘆筍呈鮮綠色。鍋子離火。
7. 盛盤時先舀入燉飯，再放上干貝、蘆筍與額外的香芹。

鮮菇貝類椰子咖哩

在我過去比較常吃外賣的時候，泰國菜向來是我的首選，我非常喜歡辛辣的椰香紅咖哩。我建議用花椰菜米搭配這道美味的咖哩，如此便能得到相當有飽足感、讓人心滿意足的一餐。如果你吃素，可以跳過貝類，換上切碎的棕櫚心，只要將棕櫚心和羽衣甘藍一起加入即可。

分量：

- 4 人份

食材：

- 1 大匙芝麻油（冷壓芝麻油與烤芝麻油皆可）
- 3 根韭蔥，洗淨後切碎
- 2 瓣大蒜，壓碎或切末
- 1 大匙新鮮薑末
- 2 杯褐色蘑菇片
- 2 大匙泰式紅咖哩醬
- 1 大匙中東芝麻醬
- 230 克帶殼貽貝，去除足絲
- 230 克帶殼蛤蜊（小簾蛤〔littleneck〕或寶石簾蛤〔cherrystone〕）
- 2 罐（400 毫升）未加糖的全脂椰奶
- ½ 杯菇清湯（頁 270）
- 170 克野生蝦，去殼
- 1 ½ 杯壓緊的羽衣甘藍細絲
- 5 至 6 滴甜菊液
- 1 大匙魚露或椰子胺基醬油
- 1 顆萊姆的果汁
- 1 小把新鮮羅勒或芫荽葉，切碎
- 花椰菜米，上菜搭配用（自選）

做法：

1. 芝麻油放入大湯鍋內以中大火加熱。下韭蔥烹煮至變軟變半透明，約需要三至五分鐘。
   放入大蒜與薑末，烹煮至半透明，約需要兩至三分鐘。
2. 放入蘑菇烹煮至軟，約需要四至六分鐘。加入咖哩醬與中東芝麻醬，翻拌至混合均勻。烹煮一至兩分鐘，直到香味飄出。
3. 放入貽貝、蛤蜊、椰奶與菇清湯，攪拌一下。蓋上鍋蓋烹煮六至十分鐘，直到貝類的殼都打開。
4. 加入蝦子（或棕櫚心）、羽衣甘藍、甜菊液與魚露（或椰子胺基醬油），蓋上鍋蓋，繼續烹煮四至六分鐘，直到蝦子熟透、羽衣甘藍變軟。
5. 打開鍋蓋，繼續熬煮三至四分鐘，讓質地稍微濃稠些。加入萊姆汁與羅勒或芫荽，上菜時可以放在花椰菜米上。

西班牙風味燉海鮮

這道美味燉菜的靈感來自西班牙加泰隆尼亞地區的經典菜餚海鮮湯（zarzuela）。在我看來，番紅花才是這道菜的靈魂（而且一點就夠了），但如果你找不到，或是預算不足，我建議你可以加入一小撮薑黃來增色。

分量：

- 4至6人份

食材：

- 450克中型帶殼蝦
- ½杯不甜的白酒
- 一大撮番紅花
- ¼杯特級初榨橄欖油
- ¼杯義式火腿丁（自選）
- 1顆大洋蔥，切丁
- 1根西洋芹，切丁
- 1個白色番薯，去皮後切丁
- 2杯花椰菜小花
- ½小匙黑胡椒粉
- ½小匙煙燻紅椒粉
- ½小匙加碘海鹽，按個人喜好增加用量
- 6瓣大蒜，切末
- 1大匙新鮮迷迭香末
- 1大匙新鮮百里香
- ½杯取皮去籽的番茄糊，例如義大利Pomi番茄泥（自選）
- 5杯魚高湯、菇清湯（頁270）或蔬菜高湯
- 450克蛤仔，清洗乾淨
- 450克貽貝，清洗乾淨並去除足絲
- 3片月桂葉
- ¼杯無去皮杏仁粉
- 1顆檸檬的果汁
- ¼杯新鮮扁葉香芹末

做法：

1. 蝦子去殼，將蝦殼放在一只小單柄鍋內。蝦仁放入冰箱冷藏備用。
2. 將白酒淋在蝦殼上，並在鍋裡放入番紅花。以小火加熱至微滾，蓋上鍋蓋，熬煮十五至二十分鐘，至番紅花泡開、蝦殼味道被萃取出來。靜置備用。
3. 同時，將橄欖油放入大湯鍋以中火加熱。若使用義式火腿，則在此時下鍋烹煮三至四分鐘，頻繁翻炒至油脂榨出肉變脆。以漏勺將火腿丁撈出，保留備用。
4. 將洋蔥與西洋芹放入湯鍋內烹煮，頻繁翻炒至洋蔥變半透明，約需要兩至三分鐘。下番薯、花椰菜、胡椒、紅椒粉、食鹽、大蒜、迷迭香與百里香，頻繁翻炒至香味飄出，約需要兩至三分鐘。
5. 加入月桂葉，若使用番茄也在此時加入，繼續烹煮兩至三分鐘。將高湯倒入鍋中，轉小火，蓋上鍋蓋烹煮十至二十分鐘，至花椰菜與番薯變得非常軟。
6. 將2過濾至湯鍋內，丟棄蝦殼、月桂葉與蕃紅花絲。加入蝦仁、蛤蜊、貽貝與杏仁粉，熬煮七至十分鐘，至蝦仁熟透變粉紅色、蛤蜊貽貝都打開。加入檸檬汁、香芹末與保留備用的火腿丁（非必要），拌勻。馬上端上桌。

健康的焗烤青花菜

我在美國中西部長大，那裡可以說是焗烤之鄉。坦白說，用了大量起司、表面烤到酥脆的焗烤菜肴總是讓我很有罪惡感卻大感滿足。因此我把中西部經典的切達起司焗烤青花菜改造成對你身體有益的菜餚（而且仍然能帶來相當的滿足感）。

分量：

- 6 人份

食材：

- 噴霧式橄欖油
- 2 杯夏威夷果仁，用清水淹過浸泡一整晚
- 8 杯青花菜小花
- ¼ 杯橄欖油，分次使用
- 1 個洋蔥，切末
- 1 杯蘑菇末
- 1 罐（400 毫升）未加糖的全脂椰奶
- 1 杯壓碎的番薯片或木薯片
- ½ 杯切碎的核桃
- ½ 杯菇清湯（頁 270）
- ½ 顆檸檬的果汁
- ¼ 杯營養酵母
- 1 小匙第戎芥末醬
- 1 小匙洋蔥粉
- ½ 小匙黑胡椒粉
- 1 ½ 小匙加碘海鹽，分次使用
- 1 ½ 小匙酪梨油
- 1 小匙新鮮迷迭香末

做法：

1. 烤箱預熱到攝氏兩百二十度。取一只二十三公分乘以三十三公分的烤盤，噴上橄欖油（或刷上橄欖油）備用。
2. 將夏威夷果仁瀝乾備用。
3. 取一只大碗，放入青花菜與兩大匙橄欖油拌勻。將青花菜平鋪在另一只烤盤上，放入烤箱烘烤至邊緣開始變褐色，約需要十至二十分鐘。
4. 將烤箱溫度調降至攝氏一百八十度，並將青花菜取出。
5. 趁烤青花菜的時候，將剩餘的兩大匙橄欖油放入一只大平底鍋以中大火加熱。放入洋蔥與蘑菇，烹煮到洋蔥變軟、蘑菇變金黃色。
6. 將 5 離火，加入青花菜拌勻，然後移入準備好的烤盤中。用紙巾將平底鍋擦乾淨備用。
7. 製作「起司」醬：將食物調理機裝設 S 型刀片，放入夏威夷果仁，用瞬轉功能打成粉狀。倒入椰奶、菇清湯與檸檬汁，攪打至滑順濃稠，約需要兩至三分鐘。加入營養酵母、芥末醬、洋蔥粉、黑胡椒與一半的鹽，繼續打到滑順（必要時可以清水或高湯稀釋，直到獲得墨西哥玉米片起司醬的質地）。將 7 淋在青花菜上，翻拌均勻。靜置備用。
8. 將酪梨油放入平底鍋以中火加熱。放入薯片、核桃、迷迭香與剩餘食鹽烹煮，頻繁翻炒至飄出堅果香與迷迭香的香氣。
9. 將 8 放在青花菜上，將烤盤放入烤箱烘烤至沸騰起泡，約需要二十五至三十分鐘。烤好後立即上菜。

青花菜羽衣甘藍青醬

運用吃剩的綠色蔬菜最好的辦法之一，是將它們打成青醬。我喜歡青花菜為這種醬帶來的甜味，而且我發現它與略帶苦味的羽衣甘藍和奶油般的芝麻，可以達到很棒的平衡。這種青醬的運用方式有很多種。你可以拿來拌蒟蒻麵或番薯做的麵條，或是當成搭配生蔬菜的沾醬。

分量：

- 約 1½ 杯

食材：

- ½ 杯稍微蒸過的青花菜小花，放涼
- ½ 杯切細絲的恐龍羽衣甘藍（lacinato kale）
- ¼ 杯新鮮羅勒葉
- ¼ 杯新鮮扁葉香芹
- 1 小瓣大蒜，去皮
- ¼ 杯焙炒過的芝麻（或 2 大匙中東芝麻醬）
- ¼ 杯帕瑪森起司或營養酵母
- ½ 杯特級初榨橄欖油
- 加碘海鹽

做法：

1. 食物調理機裝設 S 型刀片，以瞬轉功能將青花菜、羽衣甘藍、羅勒、香芹與大蒜攪打均勻。
2. 加入芝麻（或中東芝麻醬）與起司（或營養酵母），繼續打到混合均勻但仍有顆粒。開啟食物調理機，一邊攪打一邊將橄欖油慢慢倒入1中，至混合均勻。
3. 試味道並按需求加鹽調味。

羽衣甘藍、青花菜與小米漢堡搭配濃郁酪梨醬

我一直嘗試想做出完美的素食漢堡，如果你試過我其他食譜中的素食漢堡，你就會知道我曾開發出一些美味的素食漢堡。然而，素食漢堡的美妙之處在於它們有無窮無盡的適應性。這個青花菜與羽衣甘藍的版本將會在所有十字花科蔬菜愛好者中大受歡迎！

註：省略醬汁，這道菜也可以是很棒的單一膳食早餐。

分量：

- 4 塊素食漢堡

食材：

醬汁

- 2 顆成熟的酪梨，切成兩半後去籽並挖出果肉
- 1 顆檸檬的果汁
- 1 瓣大蒜，去皮
- ¼ 杯切碎的新鮮蒔蘿
- ¼ 杯切碎的新鮮香芹
- ½ 小匙加碘海鹽
- 1 顆紅蔥頭，切末
- 2 大匙酸豆（caper）

素食漢堡

- 1 大匙酪梨油，另準備烹飪用的分量
- 2 顆紅蔥頭，切末
- 1 根西洋芹，切末
- 1 大匙新鮮迷迭香末
- 1 杯大略切碎的羽衣甘藍
- 1 ½ 杯蒸熟的青花菜，放涼
- ¼ 杯切碎的新鮮扁葉香芹
- ½ 小匙加碘海鹽
- ½ 小匙紅椒粉
- ½ 小匙蒜粉
- 1 小匙第戎芥末醬
- 1 大匙中東芝麻醬
- 1 杯煮熟的小米（稍微煮過頭也沒關係，吃剩的小米非常適合用在這裡）
- ½ 杯小米粉，按需求增加用量

做法：

1. **先製作醬汁：**食物調理機裝設S型刀片，放入酪梨、檸檬汁、大蒜、蒔蘿、香芹與鹽，攪打至滑順。如果此時的濃稠度還不對，則每次加入一小匙清水，慢慢調整到可塗抹的質地。拌入紅蔥頭與酸豆。蓋好後放入冰箱冷藏備用。
2. 烤箱預熱至攝氏一百九十度。取一只烤盤，刷上油或鋪上烘焙紙備用。
3. **接著製作漢堡：**將油倒入大平底鍋內以中火加熱。放入紅蔥頭、西洋芹與迷迭香，烹煮至香味飄出，約需要一至兩分鐘。加入羽衣甘藍，繼續烹煮到菜葉萎掉變軟，約需要三至五分鐘。
4. 將蒸煮過的青花菜放入鍋中，再加入香芹、鹽、紅椒粉與蒜粉。頻繁翻炒至香味飄出且混合均勻，約需要一至兩分鐘。
5. 將4移至裝設S型刀片的食物調理機，以瞬轉功能打到沒有大塊顆粒（約是米粒或更小的質地）。加入芥末醬與中東芝麻醬，繼續以瞬轉功能打到混合均勻。
6. 將5移入大碗中，加入小米。翻拌至混合均勻。
7. 加入小米粉，每次倒入一半，拌到材料可以在手中塑形捏成球的程度（你可能會需要用上大部分的小米粉）。
8. 舀出半杯量的7，做成餅狀。將素食漢堡放在備用烤盤中，並在表面刷油。烘烤十二至十五分鐘，直到上層開始變成褐色。小心將漢堡翻面，繼續烘烤十分鐘，直到邊緣酥脆且變成金黃色。
9. 用萵苣葉包起來搭配酪梨醬上桌，或直接享用。

杏仁香草烤貽貝

這些貽貝非常適合你下一次的晚餐派對，它們是很棒的開胃菜、很容易製備、而且看起來很花俏。我喜歡使用新鮮貽貝，不過也曾經用好市多的冷凍貽貝做過。

分量：

- 2至4人份主菜或4至6人份配菜／開胃菜

食材：

- 噴霧式酪梨油或橄欖油
- 900克貽貝，刷洗乾淨並去除足絲
- 1杯清水
- 1大匙特級初榨橄欖油
- 6瓣大蒜，切末
- 1大匙新鮮迷迭香末
- ¾杯切碎的去皮杏仁
- ¼杯扁葉香芹末或皺葉香芹末
- ¼杯帕瑪森起司或營養酵母
- ½小匙紅椒粉

做法：

1. 烤箱預熱到攝氏兩百度。取一只烤盤，噴油備用。
2. 將貽貝放入有密合鍋蓋的大平底鍋內，加入清水。
3. 蓋上鍋蓋以中火蒸煮，偶爾搖晃平底鍋，煮到貽貝打開，烹煮時間至多可到十五分鐘，最短五分鐘。隨著貽貝一個個打開，將貽貝取出並移至乾淨的盤子裡。把沒打開的貽貝丟掉。
4. 等待貽貝放涼時，將油放入中型平底鍋內以中火加熱。放入大蒜與迷迭香，頻繁翻炒至大蒜上色，約需要兩至三分鐘。放入杏仁，繼續烹煮至杏仁焙炒成棕色，約需要一至兩分鐘。鍋子離火放涼。
5. 趁4放涼之際，將每個貽貝的上殼取下，並將貽貝放入準備好的烤盤備用，開口朝上。如果很難讓它們保持朝上的位置，可以用鋁箔紙來固定（或是在烤盤撒上一層鹽，再把貽貝嵌進去）。
6. 將香芹、起司（或營養酵母）與紅椒粉拌入4中。小心將其舀入每個貽貝裡，將貽貝肉完全蓋住。
7. 替貽貝噴油，再放入烤箱烘烤十分鐘，或烤到表面呈金黃色。從烤箱取出後馬上上菜。

無凝集素炸牡蠣佐越式沙拉

沒有什麼比香脆的油炸牡蠣更美味的了，尤其是搭配一份味道濃郁、靈感來自越式三明治的香草沙拉。不幸的是，牡蠣並沒有很好的素食替代品，不過你可以用類似的方式烹調朝鮮薊心，也相當美味，只要用亞麻蛋代替雞蛋即可（並以椰子胺基醬油代替魚露）。

分量：

- 2 至 4 人份

食材：

炸牡蠣

- 12 個剛剝開的牡蠣（約 230 克）
- ½ 杯木薯粉，分次使用
- ¼ 杯杏仁粉
- ¼ 杯帕瑪森起司或營養酵母
- 1 大匙 Old Bay 調味粉
- 1 顆大 Omega-3 雞蛋
- 1 小匙第戎芥末醬
- 酪梨油，油炸用
- 加碘海鹽

越式沙拉

- 1 顆萊姆的果汁
- 2 大匙魚露
- 1 小匙羅漢果甜味劑
- 1 瓣大蒜，切末
- 1 根胡蘿蔔，切薄片
- 1 顆紅蔥頭，切薄片
- 2 杯綠葉沙拉
- ½ 顆酪梨
- ¼ 杯大略切碎的新鮮薄荷葉
- ¼ 杯大略切碎的新鮮羅勒葉
- 炸牡蠣（參考上方）
- 你最喜歡的辣椒醬或現榨萊姆汁

做法：

製作炸牡蠣：

1. 將牡蠣放在過濾網上，瀝掉多餘液體。
2. 取一只碗，放入四分之一杯木薯粉、杏仁粉、起司（或營養酵母）與 Old Bay 調味粉混合均勻。
3. 取另一只碗，放入雞蛋與芥末醬打到混合均勻且起泡。
4. 將瀝乾的牡蠣放進剩餘的四分之一杯木薯粉，均勻沾粉後放入 3，再沾上 2。放在金屬網架或紙巾上備用。
5. 取一只大鍋，倒入約二．五公分高的酪梨油，以中大火加熱至冒泡。小心將牡蠣放入鍋中，每側炸一至兩分鐘，直到表面呈金黃色。炸好後放到紙巾上靜置放涼。上菜前撒點鹽。

準備越式沙拉：

6. 取一只碗，放入萊姆汁、魚露、羅漢果甜味劑與大蒜，攪拌至甜味劑溶解。放入胡蘿蔔與紅蔥頭，靜置醃漬十五至二十分鐘使入味。
7. 蔬菜醃好後，將醃蔬菜、醃漬液與綠葉沙拉拌勻。放上酪梨、切碎的香草與炸牡蠣。上菜前淋上辣醬與／或擠上萊姆汁。

「牛」絞肉墨西哥塔可餅

想要不使用加工素肉的素食墨西哥塔可餅嗎？這不僅做得到，而且還非常美味。由於混合了核桃與蘑菇，這道菜也相當有飽足感。我建議將這些薄餅放在萵苣葉裡享用，但如果你想放縱一下，可以找找 Siete 品牌的木薯薄餅。

分量：

- 4 人份

食材：

「肉」餡

- 1 杯切碎的核桃
- 900 克蘑菇（褐色蘑菇、波特菇或白蘑菇）
- ¼ 杯橄欖油
- 1 顆紅洋蔥，切末
- 2 瓣大蒜，切末
- 1 大匙小茴香粉
- 1 又 ½ 小匙辣椒粉
- 1 小匙乾奧勒岡
- 1 又 ½ 小匙魚露或椰子胺基醬油
- 1 大匙中東芝麻醬
- 加碘海鹽

涼拌包心菜

- ¼ 杯紅酒醋
- 2 大匙羅漢果甜味劑
- ½ 小匙加碘海鹽
- 2 根胡蘿蔔，切細絲
- 1 顆紅洋蔥，切薄片
- 2 杯包心菜細絲
- 1 大匙第戎芥末醬
- 2 大匙中東芝麻醬
- 2 大匙酪梨蛋黃醬

調味醬

- 2 顆熟酪梨，切成兩半後去籽並將果肉舀出
- 2 顆萊姆的果汁
- 1 顆檸檬的果汁
- ¼ 杯新鮮扁葉香芹或芫荽葉，切末
- 1 瓣大蒜，拍碎
- 1 顆紅蔥頭，切碎
- ½ 小匙加碘海鹽

上菜搭配

- 12 片萵苣葉
- ¼ 杯刨絲的羊奶切達起司（自選）
- ¼ 杯未加糖的罐裝椰漿（自選）

做法：

1. **製作「肉」餡：**將核桃與菇放入食物調理機打成小塊（或用刀切碎），約莫牛絞肉大小。
2. 橄欖油放入大平底鍋以中火加熱。放入洋蔥與大蒜，頻繁翻炒至洋蔥變半透明並飄出蒜香，約需要兩至三分鐘。
3. 加入 1，然後加入小茴香、辣椒粉與奧勒岡，繼續烹煮至香味四溢、香料混合均勻且菇變軟，約需要六至十分鐘。
4. 加入魚露（或椰子胺基醬油）與中東芝麻醬，烹煮至混合均勻。試味道並按需求調整食鹽用量。蓋上鍋蓋靜置備用，準備其他材料（此「肉」餡以比室溫稍高為最佳）。
5. **製作涼拌包心菜：**將醋、羅漢果甜味劑與食鹽放入小單柄鍋，加熱至甜味劑與鹽溶解、醋燒熱。放入胡蘿蔔與洋蔥，關火並蓋上鍋蓋。靜置五至十分鐘讓蔬菜稍微醃漬入味，也讓醋液降溫。
6. 將蔬菜從醋液中取出，保留醋液。將醃過的蔬菜與包心菜絲拌勻。
7. 將芥末醬、中東芝麻醬與蛋黃醬加入醋液中，用打蛋器打勻做成醬汁。將醬汁淋在蔬菜上，翻拌均勻。
8. **製作調味醬：**將酪梨、萊姆汁與檸檬汁放入食物調理機中打至滑順。加入香芹（或芫荽）、大蒜、紅蔥頭與食鹽，以瞬轉功能打幾次，至混合均勻但仍帶有顆粒。按需要加水調整，做成濃稠但有流動性的質地。冷藏備用（你只需要用到這個分量的一半）。
9. **組合墨西哥塔可餅：**將「肉」餡舀在萵苣葉上，再放上涼拌包心菜並淋上少許調味醬。也可加上起司與椰漿。讓餐桌上的每個客人按個人喜好隨意組合自己的塔可餅。

甜點與點心

鮮菇熱巧克力

熱巧克力加蘑菇？！我知道這聽起來很奇怪，但它真的很好吃！這款熱飲是絕佳的甜點替代品，與咖啡混在一起很美味。或者，如果使用椰奶，也可以冷藏做成滋味豐富的巧克力布丁。以這種方式來攝取褪黑激素和多胺，是不是很讚！

分量：

- 2 人份

食材：

- 2 大匙菇粉（白樺茸、靈芝、冬蟲夏草或自行製作 *）
- ¼ 小匙肉桂粉
- 1 顆八角茴香（自選）
- 一小撮加碘海鹽
- 30 克苦甜巧克力（可可含量 72% 以上），切小塊
- 1 ½ 杯未加糖的椰奶、杏仁奶或榛果奶

* 要自行製作菇粉，可以將乾燥脫水的菇放入果汁機、食物調理機或香料研磨機中，以瞬轉功能打成細粉。香菇、牛肝菌、杏鮑菇與秀珍菇皆很容易取得，也都很適合用於這則食譜。

做法：

1. 取一只小單柄鍋，用打蛋器將菇粉、肉桂、八角茴香（非必要）與鹽打勻。加入巧克力與奶，以小火加熱，持續用打蛋器攪打以避免巧克力焦掉，烹煮約三至五分鐘。
2. 當混合物變熱且巧克力熔化以後，用細目篩過濾至馬克杯中，便可享用。

羅勒籽布丁

下面是我最喜歡的幾種單一膳食早餐。請記住，無論你的第一餐吃的是蛋白質、碳水化合物或（在兩週後）油脂，你都是在讓粒線體慢慢進入工作狀態，讓它們能盡可能有效地為你生產能量。

椰子萊姆布丁

分量：

- 4人份

食材：

- 2杯未加糖的罐裝全脂椰奶
- 2大匙羅漢果甜味劑
- 1顆萊姆的皮
- ½小匙香草精
- ¼小匙椰果萃取物（coconut extract）
- ¼杯羅勒籽
- ¼杯烤椰子脆片

做法：

1. 取一只大醬汁鍋，放入椰奶與羅漢果甜味劑以中火加熱，偶爾攪拌，煮到甜味劑溶解。將火轉小，加入萊姆皮，攪拌烹煮至飄出香味。
2. 鍋子離火，加入香草精、椰果萃取物與羅勒籽。攪拌混合物，靜置五分鐘讓羅勒籽吸收液體。
3. 再次攪拌，然後移入四只容器中，放入冰箱三至四小時冷藏定型。上菜前放上椰子脆片。

巧克力榛果布丁

分量：

- 4 人份

食材：

- ½ 杯烤過的榛果，分次使用
- 2 杯未加糖的罐裝全脂椰奶
- 60 克苦甜巧克力（可可含量 72% 以上），切丁
- ½ 小匙香草精
- 1 小撮加碘海鹽
- ¼ 杯羅勒籽

做法：

1. 在食物調理機或果汁機內放入四分之一杯榛果，攪打成質地滑膩的榛果奶油。將剩餘的四分之一杯榛果切碎備用。
2. 取一只大單柄鍋，放入椰奶與巧克力以小火加熱，偶爾攪拌，煮到巧克力熔化。鍋子離火，加入香草精與鹽。加入羅勒籽，攪拌均勻後靜置五分鐘，讓羅勒籽吸收液體。
3. 再次攪拌，然後移入四只容器中，放入冰箱三至四小時冷藏定型。上菜前放上保留備用的碎榛果。

生蔬菜佐味噌芝麻醬

這是我最常用的沙拉醬，當你想要有鮮味的鹹點時，也可以把它當作生蔬菜的沾醬（可以多加一點味噌讓質地更濃稠）。這種甜鹹風味會讓人上癮！

分量：

- 可製作 ½ 杯

食材：

- ¼ 杯烤芝麻油
- 2 大匙白味噌醬
- 1 顆萊姆的果汁
- 2 大匙米酒醋
- 1 大匙椰子胺基醬油
- 1 小匙新鮮薑末（自選）

做法：

1. 取一只大碗，放入芝麻油與味噌醬，用打蛋器打至滑順。加入萊姆汁、醋與椰子胺基醬油，繼續打到混合均勻。拌入薑（非必要），搭配新鮮蔬菜如青花菜、花椰菜、菊苣、蘆筍與西洋芹等享用。醬汁可冷藏保存一週，使用前用打蛋器打勻。

黑巧克力花椰菜布朗尼

若要哄騙小孩吃蔬菜，這會是很棒的一道料理。但即使你是成年人，而且明知這些布朗尼裡有花椰菜，也還是可能一口接著一口，停不下來。

分量：

- 12 杯

食材：

- 1 杯花椰菜米
- ½ 杯未加糖的罐裝全脂椰奶
- 113 克可可含量 90% 的巧克力，切塊
- ⅓ 杯椰子油
- 2 大匙有機奶油乳酪、義大利馬斯卡彭起司或未加糖的椰漿
- ⅔ 杯羅漢果甜味劑
- 2 顆 Omega-3 雞蛋或亞麻蛋
- 2 杯杏仁粉
- ¼ 小匙加碘海鹽
- ¾ 小匙泡打粉
- ¼ 杯未鹼化（天然）可可粉
- ½ 杯巧克力豆（可可含量 72% 以上）

做法：

1. 烤箱預熱到攝氏一百八十度。在一只二十公分的方型烤盤裡鋪上烘焙紙備用。
2. 將花椰菜米和椰奶放入果汁機或裝設 S 型刀片的食物調理機中打至滑順；靜置備用。
3. 取一只雙層鍋，放入巧克力與椰子油，加熱讓巧克力熔化，過程中頻繁攪拌以免巧克力焦掉，亦可用微波爐微波十秒鐘。巧克力完全熔化後，鍋子離火，再拌入 2。
4. 將奶油乳酪（或其他替代物）與羅漢果甜味劑放入抬頭式攪拌機打發，亦可放入大碗用打蛋器打發。加蛋，一次一個，繼續攪打至完全混合。將 3 拌入，用打蛋器打勻。
5. 取另一只碗，放入杏仁粉、食鹽、泡打粉與可可粉攪拌均勻。
6. 將乾料加入溼料中，翻拌至混合均勻但不要過度攪拌。拌入巧克力豆，然後將混合物移入備用烤盤中。
7. 放入烤箱烘烤二十五至三十五分鐘，至牙籤插入中央取出時只有少數顆粒沾黏。取出後完全放涼（最好冷藏）再切片。

chapter {10} 第十章

能量悖論的膳食補充劑建議

在前面的章節中，我曾提出警告，不要過度依賴膳食補充劑來擺脫欠缺活力、腦霧與全身疲憊的狀態。有些人急於讓自己感覺好受一點，幾乎把畢生積蓄拿去購買最新的「神奇」保養品，但最終可能一點幫助也沒有。儘管如此，我絕非反對膳食補充劑，完全不反對。我相信，當膳食補充劑被用來**支持**能促進能量的基本健康飲食與生活方式時，絕對非常有幫助。

好消息是，遵循本書的計畫，你將能建立起健康的基礎，讓簡單的膳食補充劑能進一步幫助你減緩炎症、維持健康的微生物群系，並盡其所能提高三磷酸腺苷的生產。雖然我在悖論系列的每本書中都納入膳食補充劑的建議，下面這份清單是我對於提升能量的基本建議。

鎂

許多人都缺鎂，然而鎂對身體的許多功能都非常重要，包括強化新陳代謝健康、改善睡眠與阻斷電磁場的影響。鎂還有助於緩解抽筋，這可能會在你開始進行能量悖論計畫時發生。當你轉而以燃燒脂肪為燃料時，將耗盡肌肉中的肝醣。由於肝醣是和水、鎂和鉀一起儲存的，所以當肝醣移除時，鎂和鉀也會隨之消失！

鎂有助於增強新陳代謝靈活性，能幫助胰島素將醣從血液中排出並進入肌肉細胞，這又反過來有助於逆轉胰島素阻抗。我推薦服用天門冬胺酸（aspartate）鉀鎂複合劑，但如果單獨服用，我建議每天服用兩次兩百至三百毫克的鎂與九十九毫克的鉀。如果鎂會讓你腹瀉，可以用瀉鹽（硫酸鎂）泡腳或洗澡，或是將外用鎂油噴霧噴在腿部或腹部再按摩吸收。

甘胺酸

甘胺酸是一種重要的胺基酸補充劑，能保護我們抵禦嘉磷塞（年年春與其他除草劑的危險成分）對腸道的危害，同時也有抗老化的特性。此外，甘胺酸也能提升睡眠品質；研究顯示睡前服用甘胺酸能讓體溫下降，藉此顯著改善失眠者的主觀睡眠品質。一項研究顯示，施予甘胺酸的大鼠，核心體溫明顯下降，可能有助於解釋為什麼能提升睡眠品質。我建議在睡前服用一千毫克作為助眠之用，以及／或每天服用兩千毫克作為抗老與抗嘉磷塞的輔助。

磷脂

這些複雜的脂肪是主要構成我們細胞膜與粒線體膜的脂質分子。最近的一項研究發現，補充磷脂可以讓人的疲勞程度降低四成。這些重要的磷脂可以藉由飲食中的雙殼類與貝類攝取，或是服用磷蝦油來補充。你應尋找磷脂濃度最高的膠囊。膽鹼、卵磷脂與磷脂醯絲胺酸（phosphatidylserine）都是磷脂補充劑，每日劑量為五百至一千毫克。

維生素 K_2

維生素 K_2 是粒線體功能的重要輔助因子，可惜我們現代飲食中缺乏這種維生素。它存在於草飼乳製品中，如奶油與起司，但我建議限制乳製品的攝取，改而服用維生素 K_2 補充劑。每天服用一百微克的 MK-4 與 MK-7 應已足夠。

【大標】輔酶 Q10、還原型輔酶或抗氧化物質 PQQ

這些都是粒線體電子傳輸鏈中重要輔酶的補充形式，對能量製造非常重要！一般來說，一百至三百毫克的輔酶Q10、一百毫克還原型輔酶（ubiquinol）或二十毫克的PQQ（吡咯喹啉醌）就足以支持粒線體。如果你在服用斯他汀類藥物，可能非常缺乏這種輔酶，需要更高劑量；在這種情況下，我建議將輔酶Q10的劑量提高到三百毫克。

綠球藻與活性碳

正如生物圈二號實驗所顯示，快速減重（每週約減掉半公斤）釋出無法透過肝臟排毒的重金屬，反而會透過膽汁排出，重新被腸道吸收，形成惡性循環；因此，我們必須要防止腸道再次吸收這些毒素。在我的診所中，藉由結合運用破壁綠球藻（也是很棒的碘來源）與活性碳這兩種有助於安全排出毒素的物質，我已經能讓患者體內的汞、鉛與鎘等重金屬含量大幅度減少。我的Untox配方中含有這些成分，但是也可以在大多數健康食品店與網路上找到。建議劑量是每天五百至三千毫克綠球藻與五十至一百毫克活性碳。有一點要注意：我建議將活性碳的使用限制在兩個月內；你可以在斷食期間服用，至多到斷食過後一個月。服用時間不能太長，因為活性碳是一種很好的結合劑，可能會開始和好東西（維生素與礦物質）結合，讓身體流失這些寶貴的物質。

乙醯左旋肉鹼或左旋肉鹼

肉鹼（carnitine）對「攜帶」游離脂肪酸進入名為「β－氧化」的粒線體能量生產管道非常重要；我多年來一直用這種化合物來治療認知障礙與鬱血性心臟衰竭（congestive heart failure）患者。它有處方形式（如：藥物 Carnitor），也很容易以非處方補充劑的形式取得。我在「Energy Renew」的配方中使用了乙醯左旋肉鹼。購買時應選擇兩百五十至五百毫克的乙醯左旋肉鹼，每天服用兩次。

能量維生素B群（甲鈷胺素、甲基活性葉酸與維生素 B_6）

MTHFR 突變會防止一種複雜作用發生，這種作用可讓幾種形式的維生素B在你的體內活躍起來。由於超過半數的人都帶有一個以上的 MTHFR 突變，我建議每天補充活性形式的維生素B群、甲鈷胺素（Methyl B12，一千至五千微克舌下錠）、甲基活性葉酸（一千微克）與活性形式的維生素 B_6，即 P5P（五十至一百微克）。甲鈷胺素很容易取得，你甚至可以在好市多買到。我推出的粉劑如 Vital Reds、Primal Plants 與 Power Blues 等也都含有完整的維生素B群。

護肝劑

我的許多初診病人都患有脂肪肝，或稱非酒精性脂肪肝炎、非酒精性脂肪肝疾病，這通常是因為粒線體超載、高果糖／高糖攝取與腸漏等因素共同造成的。如果你的肝酶水準升高，就表示你的肝臟正在打仗。我建議服用多酚奶薊（milk thistle）與橙皮中稱為D—檸烯（D-limonene）的成分，兩者的劑量約為每天一千毫克。它們在減少肝臟炎症方面有顯著的效果，但不能成為你繼續以往飲食行為的藉口！

小蘗鹼與槲皮素

可見於楊梅與奧勒岡葡萄根部（不要與葡萄籽萃取物混淆）的小蘗鹼（berberine），以及存在於洋蔥、柑橘類水果白髓與蘋果等食物的槲皮素（quercetin），都是已被證明（除其他功能外）可以活化粒線體修復與致有絲分裂主要驅動力的單磷酸腺苷活化蛋白質激酶（AMPK）的化合物。兩者的建議劑量都是五百毫克，每天兩次。（順帶一提，對於有過敏症的患者來說，槲皮素是最好的天然非鎮靜抗組織胺。）

酮鹽補充劑

外源酮是加快體內生酮的好方法，可以以鹽或酯的形式吞服。坦白說，酮酯的味道挺可怕的，我個人不使用也不推薦。另一方面，酮鹽則有粉末或膠囊的形式，很容易取得，在計畫早期，當你因為高胰島素水準而無法自行製造酮的時候，酮鹽可以有效提升你體內可用酮的水準。在開始進行計畫時，可以考慮在早晨服用約一萬毫克的混合酮鹽（BHB）。你可以把它看作是讓酮在你體內循環的啟動劑，直到你的身體能自行製造酮體。

能量悖論的八大營養素

如果你讀過我以前的書，應該對我所謂的「七大營養素」很熟悉，這些都是我強烈建議在所有飲食方式都加入的營養素（透過食物或補充劑的方式攝取），它們能支持腸道健康、促進長壽、預防疾病並提高整體健康水準。就能量悖論計畫而言，我又增加了一種必要營養素以幫助促進整體能量生產，因此，這個清單成了「八大營養素」！不囉唆，下面就是我希望你下次去商店或健康食品店採買時考慮放入購物車的八種補充劑：

1. 維生素 D_3

大多數來我這裡就診的患者都缺乏維生素 D_3，而我所有自體免疫、疲勞症與新陳代謝不靈活的患者，他們的維生素 D 水準也很低。事實上，低維生素 D 水準與新陳代謝症候群，以及對新冠病毒和其他病毒的易感染性密切相關。我建議每個人的維生素 D 水準都要達到 100 至 150 ng/ml（現在許多實驗室包括 Quest 與 Cleveland HeartLab 都將這個數字視為維生素 D 的「正常」水準）。雖然經常晒太陽是增加體內維生素 D 生成的簡單方法（而且是免費的），而且菇類等食物也含有豐富的維生素 D，但是在我看來，兩者加起來仍然不足以讓你達到所需的水準。有關補充劑，我建議至少補充 5000 IUs（125 微克）的維生素 D_3，不過對於我的腸漏症患者（也是我大部分的患者），我們會從 10000 IUs（250 微克）開始。我至今還沒有看過維生素 D 中毒的情形，即使是在高於 200 ng/ml 的水準亦然，這一點也由其他人所證實。

2. 多酚

我經常講授與發表有關多酚的科學論文（多酚是存在於某些植物的微量營養素），因為它們是很棒的天然能量促進劑，還有許多其他的治療效果。多酚也有助於心臟健康：我自己的研究發現，多酚能改善血管功能，降低心血管疾病的標記。它們也被證明有助於平衡健康的膽固醇水準。

此外，多酚為腸道益菌提供營養，幫助身體從食物獲取更多能量，並在能量生成過程中防止活性含氧物的產生，藉此增強粒線體功能。

深藍色或紫色的水果，如石榴、桑椹、野櫻莓與火龍果等，都含有大量多酚。它們還存在於許多食物來源中，如：特級初榨橄欖油、西洋芹籽萃取物、薑黃、核桃、酸豆、榛果、咖啡、薑、茶、紅酒、黑巧克力、菊苣、羽衣甘藍與茴香籽等。

3.綠色蔬菜的植物性化合物

雖然在進行能量悖論計畫時對綠色蔬菜的渴望會大幅度增加，我仍然建議額外服用植物性化合物，因為它們往往能抑制你對不健康食物，如：簡單醣類與脂肪的胃口。

市面上有許多很棒的綜合粉劑，不過買家請注意：我還沒能找到不含小麥草、大麥草或燕麥草成份的粉劑（所有麩質都含有凝集素），而穀類和草類中的凝集素是你最不需要吞下的東西。我自己推出叫做「Primal Plants」的綠色配方，含有菠菜萃取物與其他十一種綠色蔬菜，尤其含有二吲哚甲烷（DIM）這種少量存在於青花菜的免疫刺激化合物，以及水解柑橘果膠和果寡糖，後者可抑制食慾，也有益於你的腸道細菌。

你也可以服用菠菜萃取物，市面上有五百毫克的膠囊；我建議你每天服用兩粒。二吲哚甲烷也有膠囊形式；每天服用一百毫克。我也是水解柑橘果膠的忠實粉絲，它能幫助身體擺脫氧化壓力。水解柑橘果膠有兩種形式，粉劑或六百毫克膠囊。每天服用兩到三粒膠囊，或是一勺。

4. 益菌生

你在本書的第一部分已經讀到很多有關益菌生的內容，但是如果你想確保身體攝入足夠的益菌生，我在這裡可以給你提供一些具體的建議。菊糖是很容易取得的補充劑或甜味劑，亞麻籽粉與／或車前子粉也很容易取得。你可以從每天一小匙開始，逐漸增加到一大匙以上。我自己是用多種不同的益菌生纖維製作我的產品「PrebioThrive」，這是一種能同時獲得許多種益菌生的好方法。

5. 凝集素阻斷劑

我承認，要一直遠離凝集素是很困難的。幸運的是，有一些有用的化合物可以幫助吸收凝集素。我推出的產品「Lectin Shield」含有九種已經證實能吸收凝集素或阻斷凝集素穿過腸道的成分。我建議在吃下含有凝集素的食物之前服用兩粒膠囊。你也可以服用葡萄糖胺與甲基硫醯基甲烷（MSM）與／或玻尿酸，或是綜合以上成分的錠劑。像是 Osteo BiFlex 和 Move Free 等產品，都可以在好市多與其他大型零售商處購得。

6.抗醣

正如你所知道的，醣無處不在，不只是蔗糖，還有高果糖玉米糖漿、預包裝食品中的簡單碳水化合物，甚至還有你最喜歡的水果。這種衝擊會對你製造能量的粒線體造成重大問題，它們根本無法一次處理所有的糖。攝入高糖也會干擾胰島素調節，促進胰島素阻抗與其他新陳代謝問題，如：糖尿病。

要保護自己免受糖的影響，就是從一開始就避免吃糖。但除了調整飲食，還有一些補充劑可以幫助你調節葡萄糖，進而減少粒線體的交通阻塞。你可以尋找含有鉻、鋅、硒、肉桂樹皮萃取物、薑黃萃取物、小蘗鹼與黑胡椒萃取物的補充劑。（黑胡椒萃取物可以提昇薑黃的吸收力，所以你在食用薑黃時也要確保同時食用黑胡椒！）薑黃素是薑黃的活性成分，它是一種抗氧化劑，也是能改善認知功能的抗炎劑。在好市多可以買到一種含有鉻與肉桂的綜合補充劑，叫作「CinSulin」。每天服用兩粒。

7.長鏈 Omega-3

大多數人都嚴重缺乏 Omega-3 脂肪酸如：二十碳五烯酸（EPA），以及更重要的二十二碳六烯酸（DHA）和二十二碳五烯酸（DPA）。這確實是個問題，因為你的大腦大約由六成的脂肪構成，其中有一半是DHA。研究顯示，血液中Omega-3脂肪含量最高的人比含量最低的人具有更好的記憶力、更大的大腦與更佳的認知能力。你可能還記得，魚油有助於修復你的腸壁，將那些討厭的脂多醣阻擋在外，讓它們不至於滲透到你身體的其他部分，產生會消耗能量的炎症。

在我看過的患者中，只有那些每天吃沙丁魚或鯡魚的人才能在不服用補充劑的情況下擁有足夠的Omega-3脂肪水準。除非你是葡萄牙、義大利南部或挪威後裔，如果不符合這種情況，就應該補充。我建議選擇以分子蒸餾法處理的魚油，有幾個不錯的全國品牌如自然之寶（Nature's Bounty）、OmegaVia、Carlson Elite Gems或Carlson魚肝油，劑量為每天一大匙。如果你吃純素，可以選擇藻油的DHA、EPA與DPA膠囊，例如我的「Advanced Plant Omegas」。無論採用哪種方式，目標都是每天服用一千毫克的DHA，因為這是最重要的Omega-3，此後可以按個人意願添加一千毫克的EPA。在撰寫本文之際，大量有關DPA益處的新研究發表，所以請繼續關注這種「被遺忘的」Omega-3脂肪的更多訊息。

8. 粒線體促進劑

計時攝食與暴露在紅光下，都是加快粒線體轉速的最好方法，但對於像我這樣的怪咖，我也想建議一些化合物，以確保你為自己的三磷酸腺苷生產做了最大的努力。這些化合物包括：乙醯半胱氨酸（NAC）五百毫克；絞股藍（gynostemma）萃取物四百五十毫克；喜來芝（shilajit）三百毫克；還原型榖胱甘肽或榖胱甘肽（L-glutathione）一百五十毫克；保哥果（pau d'arco）五十毫克；以及還原態菸鹼醯胺腺嘌呤二核苷酸（NADH）十毫克。

補充 NADH 時，有好幾種化合物可供選擇；其中之一是以產品名「TRU Niagen」取得專利與行銷的菸鹼醯胺核糖。最近的一項人體研究顯示，每日一千毫克的劑量可以提高單核細胞中的 NAD+ 水準（菸鹼醯胺腺嘌呤二核苷酸，是粒線體中三磷酸腺苷生產的重要先驅物質）。菸鹼醯胺單核苷酸是另一種，劑量類似，但目前還沒有價格合理的臨床用藥（但肯定可以取得），我的友人也是哈佛醫學院與麻省理工學院的長壽研究人員大衛・辛克萊在小鼠實驗中發現，菸鹼醯胺單核苷酸比菸鹼醯胺核糖更有效。如果顧慮到費用，那麼每日五百至一千毫克的菸鹼醯胺價格更便宜，實際上可能也有同樣的效果。

AFTERWORD

後記

當我開始寫這本有關持續性疲勞問題的書時，尚未發生新冠疫情。幾個月後，新冠病毒出現了，開始在全球迅速傳播，我們的現實生活也因此發生了巨大的改變。由此帶來的挑戰無論在範圍或規模上都非比尋常，而且在持續壓力與焦慮的環境中，能量水準進一步下降到紅色警戒階段。當我為本書寫下總結之際，我們仍然生活在日常生活受到重大擾亂與對未來的不確定性中，而且非常遺憾的是，許多人都在為沒有人應該面對的損失感到悲傷。為他們所愛的人、為生計、為夢想、以及為生活方式的損失感到悲傷。也許甚至對我們保持健康的能力失去信心。

然而，有些事情是我覺得可以肯定的：其中最主要的是，你有能力藉由強化腸道、恢復能讓微生物群系繁茂的環境、為身體提供免疫細胞與腸道夥伴所需的營養物質，以及安排膳食以確保定期的細胞維護與修復時期等方式以促進健康。長遠來看，採取這些行動將有助於建立恢復力，以抵禦各種意外的侵入者。短期而言，它們將幫助你恢復你的能量水準，重拾自我。

而且你猜怎麼著？這正是你按照本書建議所做的事情。當然，你可能會覺得能量悖論計畫的某些方面，在初讀時有點挑戰性。也許改變你的飲食、進食習慣、使用科技的方式、運動或睡眠習慣的想法有些太極端了，尤其是在現在這個時刻。但是，親愛的讀者，恕我冒昧，現在是非常時期。雖然這種病毒（或下一種病毒）的確切運作機制尚且不明，此次新冠病毒的大流行確實顯示，西方生活方式帶來了假定的益處，卻也讓我們付出可怕的代價。我們的免疫系統受到攻擊，保護我們的微生物群系被消滅了；我們每天生活其間的汙染與化學物質，使我們特別容易經歷能量的大量損失、失智症與腦霧的流行、糖尿病等慢性疾病，以及由於這些「先決條件」而似乎喪失抵禦病菌的能力。簡而言之，我們成了活靶，今日的人類，比近代史上任何時期都更容易受到像新冠病毒這樣的病原體攻擊。

但是，在我多年的執業生涯中，希波克拉底在兩千五百多年前傳授的智慧（所有疾病始於腸道，包括人類在內的所有生物，都有天生的「綠色生命力能量」），提供了不同的可能性。我在病人的治療過程中了解到，人體的設計不但能保持我們的安全，而且還能茁壯成長，只要身體（和微生物群系）能獲得實現這個目標所需的東西。同時，我們也必須消除障礙，包括那些實際上會壓制自然生命力的破壞性便利措施。所以，從現在開始，決定恢復你大自然神聖治癒能力所需要的條件，將促進免疫系統的最佳運作，而且你應該已經猜到，免疫系統是受到大量能量支持的。

我們社區的長者，包括我最近過世的父母，都有在家種植食物以面對第二次世界大戰所帶來的極端挑戰的記憶——當時美國有四成的食物供應是在勝利花園裡種植的（譯註：勝利花園指戰爭期間在私人住宅院落和公園開闢的蔬菜種植地），當時糖與麵粉等商品是配給制。這不僅確保糧食安全與恢復力，也極大程度地改善健康指標，因為自家種植的蔬菜取代了會刺激胰島素的主食。在今天這種前所未有「待在家裡」的命令與限制下，類似的運動開始萌芽，因為有更多人重拾與食物的聯繫，無論是在自家廚房烹飪、自己種植，還是在離家更近的地方採購。儘管看來矛盾，一個新的黎明正在這個看似黑暗的時期破土而出，在這個時代，我們對自身健康的基礎重新獲得更多的控制權，一切都從我們的食物開始。藉由參與悖論計畫，發現餵養自己（與腸道細菌）的新方法，你將成為這個新開端的一部分，從頭開始重建我們的集體健康。我最希望的是，這能激勵你有自信地向前行，即使是在整個大環境還讓人感到不確定的時候。

{ ACKNOWLEDGEMENTS }

謝詞

《能量悖論》的寫作計畫幾乎從頭到尾都在新冠病毒大流行期間進行。在這段時間，我每天繼續在棕櫚泉與聖塔芭芭拉執業。而且正如你能想像的那樣，寫作過程，即使前後期分別與愛米莉・格雷文（Amely Greeven）與凱西・哈克（Kathy Huck）的合作，仍舊是費力且斷斷續續的，因為對家人、員工、病人、安全預防措施的關注，以及缺乏專注力，都造成影響。但正如我和其他人曾說過的，生活不會發生在你身上，而是**為**你而發生。就《能量悖論》而言，寫作時間的延宕其實成了一種禮物，讓我去挖掘更多未知，發現更多寶石，我希望這些寶石能讓你感到驚訝，就像它們讓我變得更強大一樣，同時也讓這本書有更堅實的基礎。愛米莉與凱西，真的非常謝謝你們兩位！

這些食譜同樣也是由GundryMD主廚凱瑟琳・霍爾茲豪爾（Kathryn "Kate" Holzhauer）提供，這次有更多有趣的方法，讓你吃下對腸道細菌友善的食物，如此以來腸道細菌就能位你的粒線體製造更多後生元。這些菜真是太好吃了，凱特！

HarperWave的團隊一直持續不斷地努力，但這次真的非常感謝你們能給我更多時間，成就這本禁得起時間考驗的著作。我相信，我們不會忘記為了把這本書做出來所付出的努力。當然，我要感謝我的出版商凱倫・里納爾迪（Karen Rinaldi）、行銷總監布萊恩・佩林（Brian Perrin）、宣傳總監葉琳娜・內斯比特（Yelena Nesbit）、設計悖論系列封面的藝術總監米蘭・波奇克（Milan Bozie）、助理編輯艾瑪・庫柏（Emma Kupor）、以及為我六本暢銷書掌舵的副總裁暨總編茱莉・威爾（Julie Will）。我很幸運，有一個這麼棒的團隊在背後支持我。

加州棕櫚泉國際心肺研究所與與聖塔芭芭拉康復醫學中心的團隊，在新冠病毒大流行之際，都挺身而出並全力以赴。在我長期行政助理蘇珊・洛肯（Susan Lokken）與長期同事兼醫師助理御津・基利昂・雅各布（Mitsu Killion Jacobo）的領導下，我們由阿達・哈里斯（Adda Harris）、譚雅・馬塔（Tanya Marta）、辛蒂・克羅斯比（Cindy Crosby）、我的女兒梅麗莎・佩科（Melissa Perko）、葉賽妮亞・帕拉（Yessenia Parra）、和最受歡迎的新人奈莉・梅洛羅（Nelie Melero）及艾莉卡・基利昂（Erika Killion）等人組成的團隊，在這段時間內都一直保持開放、安全與友好。再次衷心感謝你們，我相信，我們的病人也衷心感謝你們。還有綽號「吸血鬼」的勞莉・阿庫納（Laurie Acuna）、琳恩・維斯克（Lynn Visk）與莎曼莎・阿庫納（Samantha Acuna），儘管面臨莫大的風險，仍然持續進行血液測試。

這裡還要感謝我的會計師喬・塔姆斯（Joe Tames）與我的律師兼友人戴維・拜倫（Dave Baron），能持續敞開大門。

我所有的作品都受到我的長期經紀人與早期信徒，即杜普雷米樂（Dupree Miller）公司總裁香儂．馬文（Shannon Marven）的引導，她花了很多時間，在電話裡為我爭取更多時間，讓我在大流行期間完成這本書。再次感謝，也迫不及待想做「下一本」！

最後，我要感謝 GundryMD 公司的六百多名員工，他們讓我、GundryMD.com 網站與 The Dr. Gundry Podcast 成為每天為數億人提供健康資訊與補充劑建議的可靠來源。儘管疫情發展，我們之中有些人還是在每週五來到 GundryMD，為大家帶來對健康非常重要的最新資訊，尤其是在這個時期。雖然我無法在這裡提到你們每一個人，還是要藉此感謝你們在這個時期持續以我們的產品與知識服務支持著數百萬的 GundryMD 家庭。再次衷心感謝我在 GundryMD 的得力助手蘭妮．李．尼爾（Lanee Lee Neil），她保護也管著我，和前面提到的凱特是我最棒的作家團隊，能讓資訊持續流通。

正如我在悖論系列的每一本書中所言，如果沒有我的病人和讀者，讓我在過去二十年間於再生醫學領域的執業實踐中向他們學習，你在這些頁面讀到的任何東西都不可能出現。至今我仍然以全職身分每週執業六天（是的，甚至週六與週日）繼續著我的學習。再次感謝大家。

最後，如果沒有我的靈魂伴侶和妻子潘妮的愛與支持，我不可能做到這一切。她對這一切的容忍，著實讓人驚訝！但是，對那些問起我們被土石流摧毀的房子的人，也就是我在《植物悖論家庭食譜》提到的地方，我要說的是，生活不會發生在你身上，而是為你而發生。我們現在已經搬進新家，坦白說，比起被毀掉的舊家，潘妮更喜歡新家。生活和能量，都會持續不斷地繼續下去。

APPENDIX

附錄

在試圖評估能量水準時，以下是可以要求你的醫療服務提供者進行的測試。他們可能不願意開這些檢查，因為根本不知道這些檢查代表的意義，但請你堅持下去；他們至少應該知道這些檢查在衡量病人健康方面有多重要。如果你的醫療服務提供者無法幫忙或拒絕提供協助，你可以尋找再生醫學或功能醫學領域的醫師，在美國，可以在功能醫學研究所的網站 www.ifm.org 上進行搜尋。

我並未加上要尋找的數值或標記，因為實驗室經常使用非常不同的測試結果範圍與標準。

- **空腹胰島素與胰島素阻抗評分**（有時稱為 HOMAIR）
- **維生素D水準**
- **同半胱胺酸**（homocysteine）
- **空腹血糖**
- **糖化血色素**
- **高敏感度C—反應蛋白**
- **骨髓過氧化酶**（myeloperoxidase）

* **腫瘤壞死因子 α**（TNF－α，如果可檢測的話）
* **纖維蛋白原**（fibrinogen）
* **三酸甘油酯／高密度脂蛋白膽固醇比例**（高密度脂蛋白膽固醇應該比三酸甘油酯高；如果你的三酸甘油酯超過八十，表示你吃太多糖與澱粉，包括水果）
* **尿酸**
* **肝功能測試，包括丙麩胺醯胺轉酸酶**（GGT）
* **鎂**
* **維生素 B_{12}**
* **血清葉酸**
* **血清鈣**
* **血清鋅**
* **血清硒**
* **早晨皮質醇**
* **促甲狀腺激素**
* **游離三碘甲狀腺素**
* **游離四碘甲狀腺素**
* **反式三碘甲狀腺素**

* **若服用甲狀腺激素，也要檢測甲狀腺過氧化脢抗體**（anti-TPO）**與甲狀腺球蛋白抗體**（Antithyroglobulin）**的水準，尋找橋本氏免疫性甲狀腺炎的標誌**
* **胱蛋白C**（cystatin C，測量腎臟功能的「高科技」方法）
* **以胱蛋白C 估算的腎絲球過濾速率**（eGFR）
* **N端腦利納肽前體**（NT-proBNP，心臟功能評估）

國家圖書館出版品預行編目(CIP)資料

能量的悖論 ：失去幹勁時該怎麼辦? / 史提芬.岡德里(Steven R. Gundry), 艾蜜莉.格里文(Amely Greeven)著 ； 林潔盈譯. -- 第一版. -- 新北市 ： 文經出版社有限公司, 2022.07
面 ； 公分. --(Health ； 29)
譯自 ： The energy paradox : what to do when your get-up-and-go has got up and gone
ISBN 978-957-663-808-4(平裝)

1.CST: 健康法 2.CST: 疲勞

411.1 111009044

文經社

Health 0029

能量的悖論：失去幹勁時該怎麼辦？

The Energy Paradox: What to Do When Your Get-Up-And-Go Has Got up and Gone

作　　者　史提芬．岡德里（Steven R. Gundry M.D）、愛蜜莉．格里文（Amely Greeven）
翻　　譯　林潔盈
特約編輯　沈如瑩
校　　對　沈如瑩，許嘉玲
美術設計　賴賴
封面設計　詹詠蓁

副總編輯　許嘉玲
行銷業務　李若瑩

出 版 社　文經出版社有限公司
地　　址　241 新北市三重區光復路一段 61 巷 27 號 8 樓之 3（鴻運大樓）
電　　話　(02)2278-3158、(02)2278-3338
傳　　真　(02)2278-3168
E — mail　cosmax27@ms76.hinet.net
印　　刷　永光彩色印刷股份有限公司
法律顧問　鄭玉燦律師
發 行 日　2022 年 7 月 第一版 第一刷
定　　價　新台幣 450 元